AF460280

CATÉCHISME TOXICOLOGIQUE

OU

ESSAI SUR L'EMPOISONNEMENT,

à l'usage

DES COURS D'ASSISES ET DES TRIBUNAUX
DU RESSORT DE LA COUR ROYALE DE LIMOGES ;

Par L. BORIE (de Tulle),

Docteur en Médecine, ex-Médecin de la maison du Roi et de l'Hospice royal de Versailles, Membre de la Société médicale d'Émulation de Paris, ex-Membre du Jury medical de Seine-et-Oise, Chevalier de la Légion d'Honneur.

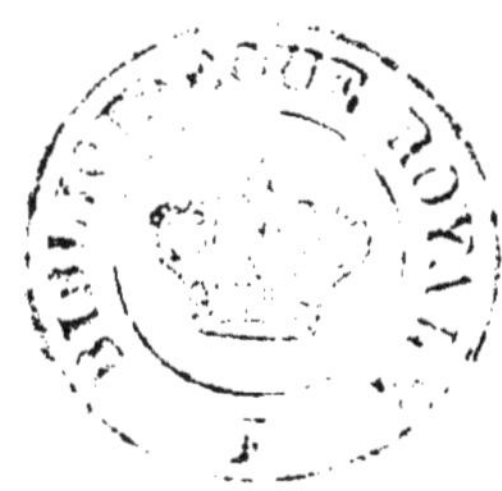

Prix : 3 francs.

A TULLE,
Chez Drappeau (frères), libraires, place Saint-Julien,
Et à Brive, chez l'Auteur.

TULLE, IMPRIMERIE DE J.-M. DRAPPEAU.

1841.

A M. LAVIALLE DE MASMOREL,

ANCIEN DÉPUTÉ,
PRÉSIDENT DU TRIBUNAL CIVIL DE BRIVES (CORRÈZE),
MEMBRE DU CONSEIL GÉNÉRAL DE LA CORRÈZE,
CHEVALIER DE LA LÉGION-D'HONNEUR.

MONSIEUR LE PRÉSIDENT,

Le mandat politique dont vous étiez investi, trop court pour le pays, fut du moins assez long pour apprendre à connaître tout ce qu'il y avait dans votre cœur de sentiments nobles et généreux. Vous oubliant sans cesse pour ne songer qu'aux autres, vous avez toujours saisi et souvent recherché l'occasion d'être utile, au risque de faire des ingrats. Mais, quoique vous en ayez fait et même beaucoup, il vous reste encore, Monsieur le Président, des amis nombreux et fidèles. Gardant avec eux le souvenir de vos honorables services, je vous ai apporté ce fruit de mes observations, et vous avez bien voulu en agréer l'hommage. En acceptant la dédicace de cet opuscule, vous n'aviez pas à craindre qu'il vînt à chacun de ceux que vous avez obligés une fantaisie semblable à la mienne, et qui aurait peut-être fini par vous donner une bibliothèque plus à charge qu'utile. Pour moi, en plaçant votre nom à la tête de ce livre, je l'ai fait surtout pour lui assurer un lustre qu'il n'aurait jamais eu sans cette précaution; et je serai trop heureux si j'obtiens votre suffrage: car il sera celui de l'homme consciencieux, du littérateur plein de goût, du magistrat intègre et éclairé.

L. Borie.

AVANT-PROPOS.

Une cause à jamais célèbre, celle du Glandier, a quelque temps fixé au plus haut point l'attention publique en Europe. Aujourd'hui même, depuis la clôture de ces débats si dramatiques, le bruit a pu s'en affaiblir, mais non se perdre entièrement. Des faits si près de nous ont laissé des impressions si vives et si profondes, qu'on s'imagine assister encore à ce procès laborieux, et suivre avec intérêt les incidents nombreux qui, dans sa marche pénible, le compliquaient d'une manière si déplorable. Dans cette affaire, comme dans tant d'autres de la même espèce, c'est avec une douloureuse anxiété qu'on a vu les variations et les incertitudes, je ne dis pas des jurés et des magistrats, mais des experts eux-mêmes.

Au reste, les personnes que la justice choisit pour apprécier les faits, examiner les matières et porter un jugement capable d'éclairer la conscience des juges, combien de fois ne sont-elles pas à la hauteur de leur sainte mission? Que d'opinions de leur part ou fautives ou contradictoires? Que d'exemples de leur dissidence sur les mêmes questions et les mêmes faits?... Sans vouloir soupçonner le ministère public de céder quelquefois à la malveillance et à la partialité, est-on bien sûr que dans le choix des experts il n'écoute jamais la voix ni de l'affection, ni de la faveur ni de l'intérêt? Et d'ailleurs, pour l'exercice de ces fonctions, suffit-il de joindre à la probité les connaissances requises?... En matière d'empoisonnement surtout, n'est-il pas nécessaire qu'on ne soit étranger à aucune espèce de manipulation physique et chimique? Qu'on écoute M. Devergie: « Dans toute sorte de pratique, dit-il, il faut de l'habitude; et quoiqu'il soit bien simple de faire une potion purgative, un médecin qui connaît parfaitement comment on la prépare serait souvent fort inhabile à la confectionner comme le peut faire le plus modeste élève en pharmacie. »

Frappé de ce défaut de pratique dans quelques experts, un de nos confrères de la Corrèze, à l'occasion d'un banquet donné à M. Orfila, lui adressa les paroles suivantes:

« Depuis long-temps les hommes versés dans la pratique de la *Toxicologie* gémissent de l'impuissance de cette partie de la médecine, dans quelques départements. Il est à désirer que le Gouvernement vienne au secours de l'institution du Jury, en attachant à chaque cour d'assises des médecins et des pharmaciens pourvus de tous les instruments et de tous les réactifs nécessaires.

Désignés par le concours, ces messieurs seraient tenus de suivre pas à pas les progrès incessants de la science qui saisit les traces du crime. »

Jamais vœu plus philanthropique ne fut émis dans une assemblée plus capable d'en sentir l'importance et l'impérieuse nécessité. Aussi M. Orfila promit-il de s'occuper sérieusement d'une proposition qu'il trouva conçue dans l'intérêt de la science et de l'humanité (1).

Supposez la réalisation de ce projet : il est facile de prévoir les avantages nombreux qui doivent en résulter. Les jurés sont plus tranquilles et leurs consciences plus à l'aise ; on n'est plus obligé d'enlever l'illustre doyen à l'exercice de ses fonctions, ni de le distraire de ses travaux importants ; on ne voit plus de témoins partir pour Paris, un ou deux mois avant l'ouverture des débats, pour y puiser à la hâte ce qu'ils auront eu le loisir de demander à l'étude et au travail ; enfin, pour le trésor et les condamnés, les frais

(1) C'est dans cette réunion, qu'à la demande de l'honorable président du tribunal de Brives, l'auteur de cet Essai pria M. Orfila d'oublier les torts involontaires qu'un confrère de la même ville avait eus envers lui en lui attribuant *une hérésie médico-légale.* M. Orfila déclara qu'il avait vu ce médecin, qu'il l'avait trouvé très-humble, et s'empressa de lui adresser quelques paroles bienveillantes. C'est ainsi que M. Orfila répond aux attaques incessantes de l'envie et de la médiocrité, et que son ancien collègue au Jury médical de Seine-et-Oise dédaigne l'ingratitude, *ce vice des petites ames.*

diminuent d'une manière sensible. Puisse M. le garde-des-sceaux procurer aux cours d'assises l'amélioration sollicitée, et cela, sans redouter la dépense à laquelle elle pourrait entraîner!... Que devient cette dépense lorsqu'on la rapproche du bien que produirait la mesure?

On peut maintenant concevoir sans peine combien il importe de mettre à la portée du jury les premières notions d'une science qui condamne ou absout, quoi qu'en dise le savant procureur-général de la cour de cassation. Cette tâche est celle que j'essaie de remplir aujourd'hui, et j'ai cru que le moyen le plus sûr de réussir, c'était la méthode par demandes et par réponses, en expliquant toutefois et d'avance, dans une liste alphabétique, les termes techniques que je n'aurai pu me dispenser d'employer. C'est donc un ouvrage de médecine que j'entreprends de publier. Je n'y distingue point ce qui appartient aux autres de ce que je dois à mes seules méditations. Quant à la pensée de m'ériger en maître, j'ose me flatter que personne (et mes confrères moins que les autres) ne me supposera cette ridicule prétention.

Je n'ai d'un vieux docteur ni l'air, ni les façons,
Et ne me sens point propre à donner des leçons.

J'ose espérer également que l'on ne confondra pas cette publication avec des ouvrages ayant pour but de mettre la médecine à la portée des gens du monde ; je connais trop le danger de ces sortes de productions ; je n'ai cherché d'autre intention, je le répète, que de préserver des hommes honorables des méprises faciles aux personnes étrangères à la science médico-légale.

Le *Catéchisme toxicologique* est divisé en huit sections principales :

La première comprend la classification des poisons et quelques notions historiques sur la Toxicologie.

La deuxième traite du mode d'action des substances vénéneuses sur l'économie vivante.

La troisième s'occupe de l'empoisonnement par les irritants.

Dans la quatrième, on établit les caractères de l'empoisonnement par les sédatifs.

La cinquième précise la conduite à tenir dans le cas d'empoisonnement.

La sixième facilite l'étude des précipités et des réactifs, la description et la critique d'un appareil chimique qui fixe, en ce moment, toute l'attention des cours d'assises.

La septième est consacrée au traitement de l'empoisonnement par les substances métalliques.

La huitième section, enfin, comprend l'exhumation et l'ouverture du cadavre.

Si je me détermine à publier cet opuscule,

ce n'est pas que j'ignore ce que le monde médical doit aux nobles efforts de M. Orfila, dont le *Traité de Médecine légale* est, surtout pour les médecins et les magistrats, le seul code qui régisse la matière. Je sais aussi ce que la *Toxicologie* doit aux recherches d'autres chimistes qui ont marché avec un zèle louable sur les traces du père de la science. Ce n'est certes pas à moi (*médecin obscur et que n'attend pas sa Majesté autrichienne pour le traitement de l'épilepsie*) de dire ce qui manque à la gloire du maître et des disciples ; il m'appartient encore moins de relever les erreurs dans lesquelles ils sont si fatalement tombés ; mais pourquoi n'essaierais-je pas de dissiper quelques-uns des nuages sans nombre qui entourent encore le crime d'empoisonnement? Pourquoi ne tenterais-je pas de réunir dans un cadre étroit tout ce qui concerne un crime si commun de nos jours ?

Sans doute, les jurés, en général, ne laissent rien à désirer sous le rapport du caractère; mais peuvent-ils *tous* préciser des questions médico-légales ardues, saisir et fixer les véritables termes de certains problèmes chimiques, reconnaître que pour la solution de ces problèmes, on a fait un choix heureux des moyens de l'art? Enfin peuvent-ils apprécier les nouveaux procédés pour les cas équivoques et difficiles?

S'il n'est que trop vrai qu'une tâche de cette nature est au-dessus de leurs forces, n'est-il pas juste qu'on cherche à simplifier la science, à faciliter l'application de ses principes aux cas nombreux où les jurés, n'ayant aucun médecin parmi eux, se trouvent réduits aux lumières de leur discernement? Lorsque je conçus la pensée de composer ce petit ouvrage, je n'eus pas d'autre intention. En le publiant aujourd'hui, ce but est encore le seul que je me propose d'atteindre. Heureux si l'indulgence publique, en daignant l'accueillir avec quelque intérêt, me laisse accroire que je n'ai point trop compté sur mon zèle en voulant me rendre utile aux cours d'assises et aux tribunaux !

Le *Catéchisme toxicologique* devait paraître au commencement du mois d'avril dernier; mais des circonstances indépendantes de la volonté de l'auteur ont retardé la publication de cet ouvrage, dont on a lu quelques extraits dans l'*Indicateur corrézien*. Rien n'a été changé depuis au fond de ce travail. Le gérant du journal susnommé est là pour attester ce fait, auquel nous ne tenons que pour prouver que nous n'avons pas attendu la décision de l'Académie des sciences pour émettre une opinion qui n'était ni sans force ni sans raison.

LISTE ALPHABÉTIQUE

Des

MOTS TECHNIQUES QU'ON N'A PU SE DISPENSER D'EMPLOYER

Dans le

CATÉCHISME TOXICOLOGIQUE.

Abdomen, s. m., mot qui signifie le bas-ventre.

Absorption, s. f., fonction commune à tous les êtres organisés, par laquelle les fluides de la surface du corps sont portés à l'intérieur, d'où ils sortent ensuite par l'exhalation.

Acétate, s. m., nom générique des sels qui résultent de la combinaison de l'acide acétique (vinaigre) avec les bases.

Acide, s. m., substance combustible, plus ou moins saturée d'oxygène, d'une saveur aigre et piquante, rougissant les couleurs bleues végétales, attirant fortement les autres corps et formant les sels avec les bases.

Aconit, s. m., plante vénéneuse de la famille des *renonculées*.

Adynamie, s. f., faiblesse, abattement, défaut de forces.

Affinité, s. f., tendance ou disposition de certains corps à s'unir.

Affusion, s. f., l'action de verser, de répandre un liquide sur un autre corps.

Aggrégation, s. f, réunion de plusieurs choses en un seul tout, dont chacune est partie intégrante.

Albumine, s. f., substance visqueuse, soluble dans l'eau froide, concrescible (voyez concrétion) par le feu, qu'on rencontre dans les végétaux et les animaux, surtout dans la farine de froment et dans les sucs de plantes chargés de fécule verte. Le blanc d'œuf est de l'albumine.

Alcali, s. m., substance âcre et urineuse, verdissant les couleurs bleues végétales, s'unissant très-facilement avec les acides pour former des sels proprement dits, dissolvant les matières animales; inaltérable au feu quoique fondue, absorbant l'eau et l'acide carbonique (v. carbone) de l'atmosphère.

Alcaloïdes, s. m. pl., principes nouvellement découverts dans différentes substances végétales et présentant des rapports avec les alcalis. Ils sont végétaux ou organiques. Ainsi la morphine dans l'opium, etc.

Alcool, s. m., corps très-subtil, très-divisé; autrefois poudre très-fine; aujourd'hui liquide odorant, incolore, chaud, piquant, plus léger que l'eau, volatil, énivrant, inflammable, susceptible de se mêler à l'eau, à l'éther et aux huiles volatiles, peu ou point aux huiles fixes; décomposable par les acides concentrés, dissolvant toutes les matières végétales inflammables; se réduisant par l'analyse en beaucoup d'hydrogène et peu de carbone.

Alumine, s. f., espèce de terre proprement dite, ainsi appelée parce qu'elle est la base principale de l'alun; en poudre blanche, fine, douce et savonneuse, happant la langue, desséchant la bouche, etc.

Alvine, adj. d'*alvus*, bas-ventre, qui appartient au bas-ventre.

Ammoniac, s. f., substance saline, ainsi appelée, parce qu'on la retirait autrefois des sablonnières voisines du temple de Jupiter-Ammon, en Egypte; en octaèdre, d'une saveur âcre, salée, amère, peu délisquescente; soluble dans trois fois son poids d'eau froide et dans son poids d'eau bouillante; contenant 0.52 d'acide muriatique, 0,40 d'ammoniaque, 0,08 d'eau.

Ammoniaque, s. f. (alcali volatil), liquide, d'une saveur âcre et brûlante, d'une odeur vive et pénétrante; incolore, transparent, très-volatil, soluble dans l'eau et l'alcool en toute proportion; composé de quatre parties d'azote et d'une partie d'hydrogène.

Angusture, s. f., plante de la famille des *magnoliers*.

Anhélation, s. f., respiration gênée, haletante; étouffement.

Antimoine, s. m., métal ainsi appelé, non parce qu'il a été contraire aux moines, mais parce qu'à l'état natif il est ordinairement mêlé avec des matières étrangères, telles que l'argent, le fer, l'arsenic; d'une couleur blanc d'étain; très-fragile, très-lamelleux; pesant 6,7021; divisible en octaèdre régulier et en dodécaèdre rhomboïdal; évaporable en fumée par le chalumeau; soluble par l'acide nitrique et laissant un dépôt blanchâtre dans la liqueur; oxydable (v. oxyde), etc.

Antiphlogistique, adj. et s. m., remède contre l'inflammation.

Aphonie, s. f., extinction de voix.

Aponévrose, s. f., portion membraniforme d'un muscle.

Arsenic, s. m., métal d'un gris d'acier, pesant 5,7249 à 5,7633, etc.

Arsénite, s. m., nom générique des sels qui résultent de l'acide arsénieux combiné avec les différentes bases.

Artère, s. f., ordre de vaisseaux solides, membraneux, cylindriques, coniques et élastiques, qui partent des ventricules du cœur, en reçoivent le sang et le distribuent avec un mouvement de pulsation.

Astringent, adj. et s. m., remède qui a la vertu de resserrer.

Ataxique, adj., mot tiré du grec; il signifie irrégulier, désordonné. On donne ce nom à une fièvre marquée par des irrégularités nerveuses.

Attraction, s. f., propriété générale de la matière, par laquelle tous les corps tendent les uns vers les autres en raison de leurs masses. Nous devons la découverte de l'attraction à Newton, qui la substitua aux tourbillons hypothétiques de Descartes.

Azote, s. m., base d'un gaz non respirable ou impropre à la vie, qui fait partie de l'air atmosphérique dans la proportion de 0,72; un des éléments des substances animales, d'où il se dégage par la putréfaction et par quelques opérations chimiques.

Baryte, s. f., terre ainsi nommée à cause de sa pesanteur.

Base, s. f. En chimie, on entend par ce mot une

terre, un alcali ou métal qui, par sa combinaison avec un acide, forme un sel.

Bismuth, s. m., métal d'un blanc jaunâtre, d'une odeur et d'une saveur sensibles; pesant 9,020 et 9,822 quand il est fondu; servant aux femmes pour couvrir leur peau sous le nom de blanc de fard; qui n'est autre chose que l'oxyde de bismuth préparé avec son nitrate décomposé par l'eau.

Bleu de Prusse, s. m., phosphate de fer hydraté ou hydro-ferro-cyanate ou ferro-cyanure. On doute qu'il soit natif.

Borborigme, s. m., bruit excité dans les intestins par de l'air qui les distend.

Bronches, s. f. pl., ramifications de la trachée-artère qui conduisent l'air dans les poumons.

Brucine, s. f., alcaloïde vénéneux pris dans la fausse *angusture*, et qui se trouve aussi dans la *fève de saint Ignace* et dans la *noix vomique*.

Calciner, v. a., oxyder, réduire par le feu les minéraux à l'état d'oxyde.

Carbone, s. m., principe combustible qui existe dans le charbon, et qui forme le gaz acide carbonique en absorbant plus de deux fois et demie son poids d'oxygène.

Cardialgie, s. f., douleur de l'orifice de l'estomac qu'on nomme *cardia*.

Carébarie, s. f., douleur de tête dont le principal phénomène est le sentiment de pesanteur qui l'accompagne.

Caséeux, adj., qui est de nature de fromage.

Cellulaire, ad. Se dit des parties du corps qui ont une infinité de cellules; tissu ou membrane cellulaire.

Céphalalgie, s. f., vive douleur de tête.

Cérébral, adj., qui appartient au cerveau.

Cérébro-spinal, adj. Le système, c'est-à-dire l'ensemble des parties chargées de porter la sensibilité, la volonté ou le mouvement dans les diverses régions du corps, se compose de deux parties distinctes : le système nerveux de la *vie animale* et le système nerveux *ganglionnaire* ou de la *vie organique*. Le premier préside aux fonctions de relation, et est par conséquent le siége et le conducteur de la volonté et de la sensibilité ; le second ne fait que transmettre le mouvement dans certains organes de la vie de nutrition, tels que le cœur, l'estomac, les intestins, etc. Le système *cérébro-spinal* se compose du cerveau, du cervelet et de la moëlle épinière ; il est logé dans le crâne et dans la colonne vertébrale ou épine du dos. Le système nerveux *ganglionnaire* part de l'entrecroisement des nerfs, qui forme de petites masses globuleuses ou aplaties dans lesquelles les filets, venus de différents points, se mêlent d'une manière inextricable : ce sont des ganglions ou espèces de nœuds qui forment des centres où aboutissent et d'où partent les phénomènes de la sensibilité.

Céruse, s. f., fard, blanc de plomb, carbonate de plomb.

Chlore, s. m., corps simple ou élément gazeux de couleur jaune-verdâtre, ce qui lui a valu ce nom ; une des découvertes chimiques les plus importantes du 18e siècle : nous la devons à *Schéele*, chimiste suédois.

Chlorure, s. m. La combinaison du chlore avec

les diverses substances est nommée hydro-chlorate et chlorure. Ils diffèrent l'un de l'autre par la quantité de chlore qu'ils contiennent, comme aussi par le rapprochement de leurs principes constitutifs à l'aide de la chaleur; ainsi l'hydrochlorate de sodium (sel marin) se dissout dans l'eau, et cette dissslution étant évaporée jusqu'à siccité, sera convertie en chlorure. L'eau qu'il contenait en faisait un hydro-chlorate. Le chlore pouvant se combiner avec certains corps dans diverses proportions, il en résulte des chlorures à différents degrés. De là les dénominations de *deuto* et de *protochlorures*.

Chrôme, s. m., métal nouvellement découvert; en petite masse agglutinée; d'un blanc tirant sur le gris; très-fragile, très-réfractaire; servant à la porcelaine, aux émaux, etc.

Cohésion, s. f., adhérence ou force qui unit deux corps.

Colon, s. m., nom de la seconde partie du gros intestin, et la cinquième du conduit alimentaire après l'estomac.

Coma, s. m., assoupissement profond.

Concentration, s. f. En chimie, opération qui consiste à condenser les liquides.

Concrétion, s. f., amas de parties réunies en une masse; action par laquelle les corps liquides ou solides se condensent ou se durcissent.

Congestion, s. f., amas de liquides qui se forme lentement dans quelque partie du corps.

Conjonctive, s. f., nom de la membrane muqueuse qui forme le blanc de l'œil.

Constriction, s. f., rigidité, resserrement des parties d'un corps, des muscles, etc.

Contraction, s. f., action ou mouvement des artères, des nerfs, etc., qui se retirent.

Coronal, s. m., os du front sur lequel repose la couronne.

Crépitation, s. f., bruit réitéré d'une flamme qui pétille, du sel qu'on brûle, etc.

Cutané, adj., qui appartient à la peau.

Cyanogène, s. m., substance gazeuse qui est un produit de l'art; composée de deux parties de carbone et d'une d'azote; découverte par Gay-Lussac en 1814; il l'a nommée *cyanogène* qui veut dire *bleu*, parce qu'elle est un des principes constituants du bleu de Prusse. Le *cyanogène*, combiné avec l'oxygène à deux degrés différents, donne naissance aux acides *cyaneux* et *cyanique*; avec l'hydrogène, il constitue l'acide hydro-cyanique. Ses combinaisons avec les autres corps se nomment cyanures, etc.

Décantation, s. f., opération chimique ou pharmaceutique, qui consiste à verser doucement et par inclination une liqueur qui a déposé pour séparer la partie claire qui surnage de celle qui s'est précipitée.

Décaper, v. a., enlever le vert du cuivre.

Déflagration, s. f., combustion avec flamme; inflammation d'un minéral avec un corps sulfureux, qui se fait dans un creuset pour le purifier.

Déglutition, s. f., action d'avaler.

Déjection, s. f., action par laquelle on rend les résidus de la digestion.

Délétère, adj., qui cause la mort.

Déliquescence, s. f., qualité de ce qui se liquéfie, se résout en liqueur.

Delphine, s. f., alcali, végétal tiré de la *staphisaigre* ou raisin sauvage.

Dense, adj., épais, compacte.

Détritus, s. m., en anatomie débris organiques.

Diaphragme, s. m., grand et large muscle ou plan musculeux, ainsi nommé parce qu'il sépare la poitrine du bas-ventre.

Dilatation, s. f., extension, relâchement; augmentation de volume dans les corps.

Distillation, s. f., opération chimique par laquelle on sépare en matières volatiles et en matières fixes certaines substances composées qu'on soumet au feu dans des appareils fermés, destinés à en recueillir et à en condenser les parties volatilisées.

Duodénum, s. m., la première partie de l'intestin grêle, ainsi nommée parce qu'elle a environ douze travers de doigt en longueur.

Dyspepsie, s. f., difficulté de digérer, digestion dépravée.

Dyspnée, s. f., difficulté de respirer.

Dysurie, s. f., maladie dans laquelle l'émission de l'urine se fait avec douleur et une sensation de chaleur.

Ecchymose, s. f., épanchement de sang entre la chair et la peau.

Économie, s. f., bonne distribution des parties d'un tout; cet ordre merveilleux avec lequel les animaux et les végétaux naissent, croissent et se reproduisent.

Effervescence, s. f., légère ébullition; bouillonnement intestin d'une liqueur par l'action d'un acide, de la chaleur.

Émetine, s. f., principe immédiat des végétaux, extrait de l'ipécacuanha par *Pelletier* et *Magendie*.

Empyreumatique, adj., odeur de brûlé très-désagréable, que contractent les substances huileuses qui ont été exposées à l'action d'un feu violent.

Émulsion, s. f., médicament liquide et laiteux qui est composé d'une huile fixe, divisée et suspendue dans l'eau par l'intermède d'un mucilage.

Encéphale, s. m., le cerveau.

Épiploon, s. m., membrane séreuse qui flotte sur une partie des intestins, large, mince, composée de deux feuillets.

Épistaxis, s. f., écoulement de sang par le nez.

Ergot, s. m., altération que présente le grain de plusieurs graminées, et en particulier de quelques céréales.

Ergotisme, s. m, épidémie des graminées.

Éructation, s. f., éruption quelquefois sonore de ventuosités par la bouche.

Escarre, s. f., croûte noire ou brunâtre, qui se forme sur la peau ou sur la chair par l'application de quelque caustique, et qui se détache d'elle-même ou par l'action de quelque émollient.

Éther, s. m., liquide léger, incolore, diaphane, très-odorant; d'une saveuer chaude, piquante, suivie d'une sensation de froid; très volatil, inflammable, etc.

Évaporation, s. f., opération chimique qui

consiste à réduire un liquide en vapeur dans l'atmosphère, pour rapprocher les matières fixes qui y sont dissoutes, et pour les obtenir sèches et séparées du liquide.

Excoriation, s. f., écorchure, plaie qui ne pénètre que légèrement la peau.

Exhalation, s. f., action par laquelle les fluides absorbés sont chassés de l'intérieur du corps.

Extrait, s. m., substance qu'on a séparée d'un corps par une menstrue convenable, et qu'on a rassemblée sous un petit volume par l'évaporation de la totalité ou du véhicule.

Fécule, s. f., un des principes ou matériaux immédiats des végétaux; substance blanchâtre, indissoluble, farineuse, et qui se précipite au fond des sucs exprimés de certaines racines charnues, comme de celles d'iris, de pommes de terre, etc.; existant principalement dans les graines ou semences, etc.

Fève de St.-Ignace, s. f., petit fruit très-purgatif, des Indes.

Foie de soufre, s. m., sulfure ou combinaison de soufre avec une base.

Gastrite, s. f., irritation de l'estomac.

Gastro-Entérite, s. f., irritation de l'estomac et des intestins.

Gaz, s. m., substance aëriforme.

Gélatine, s. f., substance animale de consistance variée; incolore, fade, inodore, etc.

Gluten, s. m., matière collante, élastique, d'une couleur grise; existant principalement dans la farine du froment, d'où on l'extrait en petite quantité par l'eau.

Hémiplégie, s. f., paralysie qui n'affecte que la moitié du corps.

Horripilation, s. f., frissonnement général qui précède la fièvre, et pendant lequel les poils se dressent sur toute la surface du corps.

Hydracides, s. m. pl., acides auxquels l'hydrogène a donné naissance.

Hydrogène, s. m., corps simple; le principe de l'eau; le plus léger de tous les gaz.

Hydro-sulfites, s. m. pl., nom générique des sels formés par la combinaison de l'acide sulfureux avec l'hydrogène.

Hyoïde, adj., petit os fourchu, situé à la base de la langue, attaché au crâne par des ligaments, et composé de la réunion de plusieurs pièces susceptibles d'une certaine mobilité.

Hypocondres, s. m. pl., nom des parties supérieures et latérales du bas-ventre sous les fausses côtes qui ne sont pas entièrement osseuses.

Incandescent, adj., chauffé à blanc.

Injection, s. f., en physiologie passage et stase plus ou moins longue du sang dans les capillaires (petits vaisseaux) blancs extérieurs d'une partie organique.

Intensité, s. f., en médecine degré de force d'une maladie ou de quelque symptôme.

Intoxication, s. f., ingestion d'un poison dans le corps des animaux.

Iris, s. m., membrane circulaire, nuancée de différentes couleurs; appartenant à l'œil.

Irritabilité, s. f, propriété inhérente aux fibres musculaires, dont l'exercice naturel produit la contraction libre, prompte et facile des muscles.

Ischurie, s. m., rétention ou suppression totale de l'urine.

Jusquiame, s. f., mot qui signifie fève de cochon; plante de la famille des *solanées*, et qui contient un poison dangereux.

Kermès, s. m., oxyde d'antimoine hydro-sulfuré rouge, ou kermès minéral pour le distinguer du végétal produit par le chêne-vert.

Larynx, s. m., partie supérieure de la trachée-artère; c'est le principal organe de la voix.

Laudanum, s. m., préparation d'opium.

Ligament, s. m., substance blanchâtre, fibreuse, serrée, qui concourt à maintenir les os en situation.

Lipothimie, s. f., défaillance, premier degré de la syncope.

Lymphe, s. f., liquide blanc, albumino-gélatineux, formé du mélange du chyle et d'un produit du sang absorbé dans toutes ses cavités, circulant dans un ordre de vaisseaux qu'on a nommés lymphatiques.

Magma, s. m., matière épaisse qui reste après l'expression des parties les plus fluides d'un corps.

Magnésie, s. f., terre subalcaline dont le nom vient d'une ancienne comparaison avec l'aimant.

Magnolier, s. m., arbre conique; *tulipifère* d'Amérique.

Maxillaire, adj., mâchoire, qui a rapport à la mâchoire.

Membrane, s. f., tissu organique aplati, mince, tantôt disposé en longs conduits, tantôt étendu comme une toile sur les viscères, et placé non seulement à l'intérieur du corps, mais encore à l'extérieur. Les membranes sont nommée *muqueuses* lorsqu'elles sécrètent un fluide épais, visqueux, qu'on nomme *mucus*. Ex. : celle de la bouche, du nez, etc. La membrane *musculeuse* ou *charnue* est celle qui est essentiellement formée par des faisceaux de fibres musculaires, unis par des filaments laminaires; elles se contractent comme les muscles. Les membranes *séreuses* sont celles qui tirent leur nom du fluide qu'elles exhalent; ce fluide limpide baigne la surface libre de ces membranes.

Le fluide *séreux* ne diffère du *sérum* du sang qu'en ce qu'il contient moins d'albumine.

Météorisme, s. m., élévation ou tension considérable du bas-ventre, causée par des flatuosités.

Miliaire, adj., en médecine on donne ce nom à une éruption de pustules ou de vésicules qui ressemblent à des grains de millet.

Minium, s. m., oxyde de plomb rouge.

Miroiter, v. a., marquer des taches rondes.

Miscible, adj., qui peut se mêler avec ....

Moëlle épinière, s. f., nom que quelques anatomistes donnent à la partie blanche du cerveau et à son prolongement vertébral.

Molécule, s. f., petite partie d'un corps.

Morelle, s. f., espèce de petit *solanum* ou espèce de plantes rosacées.

Morphine, s. f., nom donné au nouveau principe immédiat des végétaux auquel on attribue les propriétés actives de l'opium, et dont la nature vraiment alcaline, récemment dévoilée par

M. *Sertuerner*, pharmacien à *Eimbeck*, vient d'ouvrir un champ vaste aux chimistes.

Mucilage, s. m., substance visqueuse, fade, gluante, qu'on tire des racines et des semences de certaines plantes.

Muriatique, adj., nom d'un acide minéral liquide, pesant 1,200 lorsqu'il est concentré; incolore ou citronné; d'une odeur forte et piquante; d'une saveur aigre très-marquée; volatil même à une température peu élevée, etc.

Muscle, s. m., organe charnu, fibreux, irritable, contractile, dont les extrémités, ordinairement tendineuses ou aponévrotiques, s'implantent aux os qu'elles meuvent en divers sens.

Narcotisme, s. m., empoisonnement par les narcotiques, tels que l'opium, la jusquiame, etc.

Nécropsie, s. f.; ce mot est préférable à celui d'autopsie auquel il faut nécessairement ajouter l'adjectif *cadavérique*.

Neutraliser, v. a., rendre neutre, mitiger l'effet d'un principe.

Nitrate ou *nitrite*, s. f., nom générique des sels formés par la combinaison de l'acide nitrique avec différentes bases.

Nitre, s. m., espèce de sel ainsi appelé parce qu'il sert à laver, à nettoyer; nitrate de potasse des chimistes modernes.

Nutrition, s. f., fonction naturelle et commune à tous les êtres organisés, qui consiste dans la réparation des pertes, le développement et l'accroissement de diverses parties.

Occipital, s. m., os situé à la partie postérieure et inférieure du crâne.

Octaèdre, s. m., corps régulier, terminé par huit faces égales qui sont des triangles équilatéraux.

Œsophage. s m., canal musculo-membraneux, faisant suite au pharynx.

Orbite, s. f., cavité qui renferme le globe de l'œil.

Oreillette, s. f., nom de deux cavités du cœur qui reçoivent le sang des veines.

Orpiment, s. m., oxyde d'arsenic sulfuré jaune, ou sulfure jaune d'arsenic.

Osmazome, s. f., substance nutritive, tirée des muscles, et du sang des animaux; base du bouillon.

Oxalique, adj., nom d'un acide végétal qu'on trouve dans le suc d'oseille et les pois chiches.

Oxyde, s. m., nom générique de tous les corps brûlés, unis à une trop faible portion d'oxigène pour les porter à l'état d'acide.

Oxygène. s. m., principe générateur des acides; un des plus violents excitants de la force vitale; air vital.

Parallélipipède, s. m., solide terminé par six parallélogrammes dont les côtés opposés sont égaux et parallèles.

Peaucier, s. m. et adj., nom d'un muscle très-large, fortement attaché à la peau, lequel de la partie supérieure et latérale de la poitrine va se fixer à la mâchoire, et se prolonge sur la face.

Péricrâne, s. m., membrane qui environne le crâne.

Péritoine, s. m., membrane séreuse qui loge et soutient les viscères du bas-ventre.

Péroxyde, s. m., le plus grand degré d'oxydation dont un corps soit susceptible.

Phlegmasie, s. f., inflammation.

Phlogose, s. f., inflammation accompagnée d'ardeur et de chaleur non naturelle.

Phosphore, s. m., corps qui s'enflamme spontanément par le contact de l'air.

Picrotoxine, s. f., *principe amer vénéneux*, non azoté, découvert en 1812 par M. Boulay, dans le fruit de la coque du Levant.

Plexus, s. m., réseau de plusieurs filets de nerfs, ou même de vaisseaux quelconques.

Potasse, s. f., alcali fixe, extrait jusqu'ici des cendres de bois lessivées et calcinées.

Précordial, adj., qui a rapport au diaphragme.

Protoxyde. s. m., nom qui signifie premier degré d'oxydation.

Ptyalisme, s. m., salivation abondante.

Pupille, s. f., ouverture qui paraît noire dans le milieu du globe de l'œil formé par l'iris (membrane de cet organe), et que traversent les rayons lumineux pour se rendre sur la rétine.

Rachis, s. m., épine du dos, colonne vertébrale.

Réalgar, s. m., oxyde d'arsenic sulfuré rouge.

Récipient, s. m., vase qui sert à recevoir les produits d'une distillation.

Rectum, s. m., dernière portion du gros intestin.

Régale, adj. f., liquide ainsi nommé parce qu'il a la propriété de dissoudre l'or, le roi des métaux; acide nitro-muriatique des chimistes du jour.

Rétine, s. f., membrane formée par le nerf optique; c'est le principal organe de la vue.

Rhomboïdal, s. m.; forme de rhombe; figure à quatre côtés, dont les opposés sont égaux et parallèles, et à quatre angles, dont deux aigus et deux obtus; nom d'un muscle de l'épaule.

Sardonique, adj., sorte de spasme convulsif dans les lèvres et les joues, ainsi appelé parce qu'il arrive après avoir mangé une espèce de renoncule qui croît en *Sardaigne*.

Saturation, s. f., état d'un corps combiné avec un autre, de manière que leur attraction de composition soit pleinement satisfaite.

Saturnin, adj., qui appartient au plomb.

Scintillation, s. f., étincellement.

Sécrétion, s. f., fonction vitale qui tend à séparer quelque humeur de la masse du sang.

Sédatif, s. et adj., substances qui apaisent la douleur.

Septique, adj., putréfiant.

Séreux, adj., qui abonde en sérosité ou partie aqueuse des humeurs.

Siccité, s. f., qualité de ce qui est privé d'humidité.

Silice, s. f., terre proprement dite, la plus aride, la plus sèche et la plus abondante dans la nature.

Sodium, s. m., corps simple et alcalifiable, métallique, qui n'existe jamais isolé dans la nature, et qui est combiné à l'oxygène dans la soude pure ou caustique.

Soude, s. f., alcali qu'on extrait des plantes marines par la combustion, l'incinération et la calcination, qu'on purifie par la chaux et l'alcool, etc.

Sphacèle, s. m., le dernier terme de la gangrène.

Sternum, s. m., os long, situé au-devant et au milieu de la poitrine.

Stertoreux, adj., avec ronflement, respiration stertoreuse.

Strangurie, s. f., écoulement d'urine, goutte à goutte, avec douleur, ardeur et de grands efforts.

Strychnine, s. f., alcali végétal, tiré de la noix vomique par *Pelletier* et *Caventou*.

Stupéfaction, s. f, étonnement considérable, engourdissement d'une partie du corps, qui en suspend le sentiment.

Styptique, adj., astringent, qui resserre.

Suaire, s. m., linceul dans lequel on ensevelit un mort.

Sublimation, s. f., opération chimique dont l'objet est de dégager par le feu les parties les plus volatiles d'une substance sèche et solide, et les *fixer* à la partie supérieure de l'appareil.

Sulfate, s. m., combinaison de l'acide sulfurique avec les bases.

Sulfure, s. m., toute combinaison de soufre en nature avec les terres, etc.

Sulfurique, adj., acide ainsi appelé parce qu'on l'obtient par la combustion du soufre.

Sympathie, s. f., correspondance entre certaines parties du corps.

Symptôme, s. m., signe qui indique la présence des maladies.

Système, s. m., combinaison, arrangement des êtres de la nature ou de leurs organes, formé d'après certaines considérations.

Tanin, s. m., un des matériaux immédiats des végétaux ; très-abondant dans le tan ou écorce de chêne.

Tartrate, s. m., nom générique des sels formés par l'acide tartareux avec les bases.

Tégument, s. m., tout ce qui sert à couvrir, à envelopper, comme la peau.

Tendon, s. m., substance compacte, blanchâtre, qui termine ordinairement les muscles.

Tétanos, s. m., spasme caractérisé par la contraction involontaire de tous les muscles.

Tétraèdre, s. m., solide terminé par quatre triangles égaux et équilatéraux.

Thérapeutique, s. f., partie de la médecine qui a pour objet l'administration des remèdes.

Thorax, s. m., la poitrine.

Thyroïde, ad., nom d'un cartilage du larynx, qui a la forme d'un bouclier.

Titillation, s. f., chatouillement.

Tissu, s. m., entrelacement de certaines parties; texture organique.

Trachée-artère, s. f., tuyau cylindrique faisant suite au larynx.

Trismus, s. m., resserrement, grincement spasmodique de la mâchoire.

Turbith, s. m., racine d'une plante qui appartient aux liserons et qui nous vient des Indes.

Turbith minéral, s. m., oxyde mercuriel jaune par l'acide sulfurique.

Urticaire, adj., qui appartient à l'urtication, ou flagellation avec des orties.

Variqueux, ad., se dit des veines affectées de varices ou dilatation de ces vaisseaux.

Vasculaire, adj., qui appartient aux vaisseaux ou résulte de leur assemblage.

Véhicule, s. m., tout ce qui sert à conduire l'air. etc.; l'air est le véhicule du son.

Ventricule, s. m., petite cavité particulière à certains organes : les ventricules du cœur, etc.

Veratrine, s. f., alcali organique ou combustible trouvé dans l'ellébore blanc par *Pelletier* et Caventou.

Vert-de-gris, s. m., oxyde vert de cuivre.

Viscère, s. m., partie animale contenue dans une cavité, comme la tête, le ventre, etc.

Vision, s. f., l'action de voir; sensation produite par la lumière sur la rétine.

Vitrifié, adj., susceptible de prendre l'éclat du verre.

Volatil, adj., qui s'élève et se résout en l'air par l'action du feu.

Zinc, s. m., métal d'un blanc bleuâtre; sapide et odorant; légèrement laminable; ordinairement fusible à 296 degrés au therm. Réaumur; pesant 7,190; volatil; cristallisable.

Zoologie, s. f., traité des animaux.

PREMIÈRE SECTION.

HISTOIRE DE LA TOXICOLOGIE ET CLASSIFICATION DES POISONS.

DEMANDE. Qu'est-ce que la *toxicologie?*

RÉPONSE. La toxicologie est cette partie de la médecine qui traite des poisons, c'est-à-dire des substances des trois règnes de la nature qui, étant introduites dans les êtres organisés, peuvent leur donner la mort.

D. La toxicologie serait-elle bien ancienne?

R. Presqu'aussi ancienne que la médecine légale.

D. Et qu'entendez-vous par médecine légale?

R. On doit comprendre sous ce nom l'ensemble des connaissances en physique, histoire naturelle et médecine, appliquées à la législation.

D. Quel peuple nous offre les premières traces de la médecine légale?

R. On les trouve en Egypte. Les premières lois sur l'embaumement et l'examen des morts viennent de ce peuple.

D. Et les Romains, que leur devons-nous sous ce rapport?

R. Les Romains, depuis *Numa,* ont donné des

*

règles à suivre dans les questions d'infanticide, de supposition de part, de simulation de maladies ; mais c'est sous *Justinien* seulement que la justice invoqua pour la première fois le témoignage des médecins.

D. A quelle influence la médecine légale est-elle redevable de ses principaux fondements ?

R. Au christianisme qui, portant davantage à la perfection, dut nécessairement corriger ce qui était contraire à son esprit.

D. Que fit Charlemagne pour la médecine légale ?

R. Ce prince, dans ses Capitulaires, ordonna aux juges de s'appuyer de l'avis des médecins, et la création des chirurgiens-jurés remonte à ce règne si glorieux pour notre belle patrie.

D. Sous quel souverain la médecine légale a-t-elle mérité le nom de science ?

R. Sous Charles-Quint, qui continua les Capitulaires, comme l'atteste la constitution que publia ce conquérant en 1552. C'est donc en Germanie que commencèrent les progrès de la science qui nous occupe. Dans la constitution que nous venons de citer, on trouve, en effet, des dispositions sur l'infanticide, l'homicide, les blessures, l'*empoisonnement*, l'avortement, et les moyens propres à démontrer ce dernier. Cette constitution veut aussi que les médecins établissent d'une manière précise ce qu'on appelle le *corps de délit*, et qu'avant l'inhumation de toute personne morte à la suite d'actes de violence, les gens de l'art fassent un rapport sur l'état du cadavre.

D. Vous venez de parler d'empoisonnement; est-ce que la justice s'occupa de ce crime avant 1666, époque à laquelle la *Brinvilliers*, devenue si odieusement célèbre, se livrait aux nombreux empoisonnements qui signalèrent quelques années du règne de Louis XIV?

R. Il est question d'empoisonnement en 1589, 1595, 1650, 1664, comme le prouvent les écrits de quelques médecins allemands ou français; mais c'est surtout dans le milieu du 18e siècle que la médecine légale commença à se perfectionner. Depuis, elle a marché rapidement, et, de nos jours, elle est presque à son apogée.

D. La toxicologie n'est donc qu'une branche de la médecine légale?

R. Sans doute.

D. Mais quel est le médecin qui, le premier, a eu l'heureuse idée de faire de la toxicologie une science nouvelle?

R. M. Orfila.

D. Est-ce qu'avant ce professeur les questions qui se rattachent à l'empoisonnement n'étaient pas complètement traitées?

R. Non.

D. Pouvez-vous donner des preuves de ce fait qui soient à l'abri de toute contestation?

R. J'ai dit et je vais prouver que M. Orfila a ouvert une ère nouvelle pour la médecine légale en créant la toxicologie moderne; on n'a qu'à lire les ouvrages de ce professeur dont la gloire est impérissable. Ensuite, n'est-ce pas M. Orfila qui, le premier, a constaté, dans les matières vomies et dans le tube digestif, la présence de l'acide arsénieux donné en dissolution dans l'eau ?

N'est-ce pas M. Orfila qui a trouvé l'arsenic dans le sang et dans les organes avec lesquels il n'a pas été mis en contact, c'est-à-dire lorsqu'il a été introduit dans l'estomac ou l'intestin ou appliqué sur le tissu cutané ?

N'est-ce pas M. Orfila qui a découvert le procédé *le plus sûr* pour constater dans nos organes la présence d'une préparation arsénicale qui aurait été absorbée (*) ?

N'est-ce pas M. Orfila qui a démontré que dans ce dernier cas, la saignée était le moyen de traitement le plus convenable ?

Nous n'en finirions pas si nous voulions énumérer ici tous les travaux du doyen de l'école de Paris, tous ses titres à la reconnaissance de la science.

D. Qu'est-ce que l'empoisonnement ?

R. L'empoisonnement n'est qu'une maladie produite par une substance vénéneuse.

D. Que faut-il pour constituer l'empoisonnement aux yeux du médecin ?

R. Pour le médecin, l'empoisonnement consiste dans le fait pur et simple qu'il réulte d'un malheur ou d'un crime.

D. Et aux yeux des jurés ?

R. Pour les jurés, il y a empoisonnement lorsque la substance vénéneuse a été donnée sciemment et dans l'intention de nuire.

D. Dans la question relative au fait de l'empoisonnement, que faut-il se demander ?

(*) C'est injustement qu'on a attribué à un autre médecin le mérite de cette découverte.

R. Dans la question relative au fait de l'empoisonnement, il faut se demander : Un cas d'empoisonnement venant à se présenter, comment reconnaître l'agent qui l'a occasionné ?

D. Est-ce là toute la question?

R. C'est la question dans toute son étendue, dans toute sa généralité, dans toute sa difficulté; c'est le cas tel qu'il s'offre le plus souvent dans la pratique.

D. Combien distinguait-on de classes de poisons à la naissance de la toxicologie ?

R. A cette époque, on distinguait sept classes de poisons.

D. Nommez-les.

R. 1° Irritants, 2° corrosifs, 3° astringents, 4° âcres, 5° narcotiques, 6° narcotico-âcres, et 7° septiques.

D. Tous les auteurs ont-ils approuvé cette division ?

R. Non. M. Orfila qui, dans sa toxicologie générale, avait d'abord reconnu ce nombre de classes, puis qui n'en avait plus admis que quatre, n'en reconnaît plus que trois : *irritants*, *narcotiques*, *narcotico-âcres*, dans la nouvelle édition de sa toxicologie publiée en 1836.

D. N'a-t-on pas divisé les substances *toxiques* d'après le règne auquel elles appartiennent ?

R. Oui : en *minerales*, *végétales* et *animales*.

D. Et aujourd'hui, où en est-on pour la classification des poisons ?

R. De nos jours, on n'admet que deux classes de poisons : 1° celle des poisons irritants; 2° et celle des poisons sédatifs.

D. Qu'entendez-vous par poisons irritants?

R. On appelle ainsi les poisons qui produisent une augmentation passagère ou durable dans la vitalité des tissus à la surface desquels ils sont déposés, ou même dans la vitalité de l'économie animale tout entière; exemple : l'acide arsénieux et la digitale sur le cœur.

D. Et par poisons sédatifs, qu'entendez-vous?

R. Les poisons sédatifs sont ceux qui, par leur action sur la moëlle épinière ou sur le cerveau, font cesser l'influence nerveuse ou qui détruisent l'irritabilité de certaines parties essentielles à la vie en agissant directement sur elles ; exemple : l'opium sur le cerveau.

DEUXIÈME SECTION.

Mode d'action des substances vénéneuses.

D. Comment la mort a-t-elle lieu dans le cas d'empoisonnement?

R. Par excitation des forces de la vie ou par une influence tout opposée sur elles; mais la mort n'est un résultat direct que lorsque les substances vénéneuses exercent leur action sur des organes du premier ordre.

D. La manière d'agir des poisons *irritants* est-elle différente de celle des poisons sédatifs?

R. Oui. Les poisons *irritants*, comme on l'a dit, donnent la mort en exaltant avec trop d'énergie les propriétés vitales. La plupart, n'étant point absorbés, agissent seulement dans le lieu de leur application, ou, s'ils sont absorbés, font sentir leur action sur d'autres organes que les parties centrales du système nerveux (cerveau et moëlle épinière), ou agissent de ces deux manières à la fois.

D. Et les poisons *sédatifs*, leur mode d'action est-il uniforme?

R. Les poisons *sédatifs* agissent constamment par absorption.

D. Un poison peut-il être en même temps irritant et sédatif?

R. Non.

D. Pourquoi?

R. Parce qu'un poison peut bien agir d'une manière plus particulière sur deux ou plusieurs organes à la fois, mais la propriété générale est unique dans tous; ils ne peuvent exercer deux influences en sens inverse pour produire un même effet. Il n'existe nulle part de substance qui soit en même temps *excitante* et *relâchante*, *émolliente* et *tonique*, etc.

D. Quels sont en général les effets que les agents vénéneux produisent sur l'économie animale?

R. Ces effets sont *immédiats* ou *médiats*. Par exemple, les cantharides irritent toujours: c'est le résultat immédiat; mais leur action peut s'annoncer aussi par des vomissements: voilà les effets ou résultats médiats.

D. Les symptômes de l'empoisonnement sont-ils des résultats immédiats ou médiats?

R. Des effets médiats.

D. Existe-t-il plusieurs ordres de symptômes d'empoisonnement?

R. Il en existe de deux ordres.

D. Quels sont-ils?

R. Les uns sont primitifs, les autres secondaires ou consécutifs.

D. Quels sont les principaux caractères des symptômes primitifs?

R. Suivant la nature du poison, ce sont tantôt l'excitation, tantôt le trouble, l'agitation, le désordre; tantôt le calme, la langueur, l'engourdissement, l'abattement, la stupeur, l'insensibilité.

D. Les symptômes ou accidents secondaires peuvent-ils offrir un caractère différent?

R. Oui; mais ils ne se rattachent qu'indirectement à l'action de la substance : ils tiennent à une condition nouvelle produite dans l'état des organes , ou de leurs propriétés.

D. Les effets primitifs suffisent-ils pour faire connaître la présence et l'action d'un agent vénéneux?

R. Oui. Les effets secondaires ne décèlent point la nature d'un poison ou plutôt ils la masquent et la défigurent loin de la révéler.

D. Les symptômes de l'empoisonnement diffèrent-ils de ceux des maladies ordinaires?

R. Pas essentiellement.

D. En cas de mort prompte, quelle est la manière de constater la présence du *toxique* dans l'individu qui l'a pris ou à qui il a été donné?

R. En cas de mort prompte, les altérations organiques, les lésions de tissus, doivent être consultées; mais en s'attachant uniquement à ces faits, on commettrait souvent de graves erreurs. Les symptômes seraient plus sûrs si on avait toujours le temps de les observer.

IIIe SECTION.

Empoisonnement par les Irritants.

D. Quels sont les symptômes que l'on remarque dans cette espèce d'empoisonnement, lorsque le poison a été introduit dans le canal digestif, sans qu'il y ait eu absorption?

R. Les voici: saveur acide, caustique, salée, urineuse, métallique, fraîche, piquante, amère, âcre, chaude, brûlante; salivation fréquente, agacement des dents, haleine fétide; ardeur, sécheresse de tout le canal digestif; constriction, douleur, inflammation de ce conduit, quelquefois avec escarre; déglutition pénible, rapports, hoquets, nausées fréquentes; vomissements fatigants, répétés, opiniâtres, de matières différentes, quelquefois mêlées de sang; évacuations alvines abondantes, sanguinolentes, noirâtres et quelquefois fétides, le plus souvent excessivement pénibles, symptômes caractéristiques des gastro-entérites; quelquefois absence de ces évacuations, constipation, et alors symptômes plus intenses; fièvre ardente, soif inextinguible, quelquefois horreur des liquides; frissons de temps à autre: sentiment d'un froid glacial à l'extérieur du corps et surtout aux membres; pouls petit, serré, dur, fréquent, irrégulier, parfois intermittent, souvent imperceptible; anxiété, angoisses, palpitations; douleur dans la poitrine, voix altérée, toux pénible; respiration accélérée, quelquefois momentanément suspendue, gênée, difficile; oppression du cœur, syncopes. — Ardeur à la vessie, urine rare, rouge et quelquefois sanguinolente; difficulté d'uriner, suppression des urines, *pria*sme actif et prolongé. — Violente céphalalgie, convulsions dans les muscles de la face et des lèvres, rire sardonique, vertiges, délire, crampes dans tous les membres, agitation; figure portant l'empreinte de la douleur la plus vive et de la tristesse la plus profonde; dans certains cas, douleurs sourdes et très-légères, peu ou point d'agitation, calme, indice d'un haut degré de désorganisation. — Décomposition rapide des traits du visage, hoquets fréquents, petitesse du pouls; cessation presque subite des douleurs; apparence d'amélioration, mais trompeuse, et n'annonçant dans le fond que la gangrène des parties affectées; quelquefois taches de pourpre à la peau; éruption boutonneuse; dépravation des facultés intellectuelles; perte de la vue, paupières entourées d'un cercle livide; grand état d'abattement et d'insensibilité, dépendant de la gravité de l'inflammation, et analogue à celui des malades atteints de fièvre dite putride; membres froids; sueur froide, gluante, ramassée en grosses gouttes; convulsions, mort.

D. Les symptômes que vous venez d'indiquer

ont-ils quelque analogie avec les symptômes du *choléra-morbus ?*

R. Le choléra-morbus, l'une des maladies les plus graves que l'on connaisse, n'a de ressemblance avec l'empoisonnement par l'acide arsenieux qu'en ce que les deux affections sont produites par deux venins, l'un métallique, l'autre *aëriforme*, c'est-à-dire par des miasmes répandus dans l'atmosphère et transportés par les vents, comme la variole et autres maladies dites épidémiques.

Le choléra a des caractères qui lui sont propres. Ainsi les vomissements et les déjections de matières *blanchâtres*, le refroidissement, les crampes et la *couleur bleue ou noire de la peau*, etc. Les traits se décomposent d'une manière inexprimable, et présentent un aspect cadavéreux, etc. Le choléra, dans ses nombreux symptômes, peut bien en présenter un ou deux qui ont quelque rapport avec ceux qui appartiennent à l'empoisonnement par les minéraux ; mais pour avancer que le choléra se manifeste par des caractères semblables à ceux de l'empoisonnement par l'arsenic, il faut n'avoir pas observé la première maladie dans sa marche et *au lit du malade*.

D. Quels sont les symptômes qui se montrent, lorsque l'acide arsénieux a été introduit dans les voies de la respiration, l'absorption n'ayant pas eu lieu ?

R. On observe alors les symptômes des irritations des organes respiratoires, joints à ceux qui proviennent du désordre des fonctions du cœur, etc.

D. Si le poison a été appliqué sur la peau excoriée ou sur une membrane muqueuse, ou sur le tissu cellulaire, sans que l'absorption ait eu lieu, quels sont les symptômes qui se présentent?

R. On observe dans ce cas tous les phénomènes d'une irritation locale, joints à ceux d'une action sympathique sur les nerfs.

D. Qu'arrive-t-il si le poison a été introduit dans les voies digestives ou dans celles de la respiration, ou appliqué à l'extérieur, l'absorption s'étant effectuée sur d'autres organes que la moëlle épinière et le cerveau?

R. Il se manifeste alors des accidents propres à chacun de ces trois cas, des phénomènes directs ou sympathiques qui tiennent à la lésion des organes sur lesquels le poison aura agi. On remarque des symptômes qui indiquent tantôt une gastro-entérite, tantôt une affection du cœur et des poumons, etc. Ainsi les préparations de plomb, jetées dans l'économie par voie d'absorption, vont agir particulièrement sur la membrane musculeuse du canal digestif, ou plutôt sur ses nerfs, et provoquer une maladie que caractérisent surtout le retrait de l'abdomen, l'application de sa paroi antérieure contre la colonne vertébrale, des vapeurs sucrées qui sortent de l'estomac, la constipation, le défaut de fièvre, des douleurs ressenties par accès, et que la pression diminue ordinairement, loin de les augmenter... Ainsi les préparations de mercure, ou bien le mercure *très-divisé*, qu'on introduit ainsi dans l'économie par absorption, détermineront un état caractérisé par la salivation, par une odeur infecte de l'haleine, par le tremblement des membres, etc.... Ainsi les cantharides vont agir particulièrement sur la vessie et causer de l'ardeur dans ce viscère, etc.

D. Lorsque les symptômes ne peuvent suffire pour reconnaître un empoisonnement, et en cas de mort, il faut, avez-vous dit, avoir recours aux altérations organiques. Eh bien ! quelles sont les lésions de tissus que l'on remarque dans les trois cas précédents ?

R. Les lésions de tissus varient suivant la nature du poison, le temps de son action, etc.... Dans le premier cas, traces d'une inflammation plus ou moins intense des diverses parties de la bouche, de l'œsophage, mais surtout de l'estomac, du duodénum et quelquefois de toute l'étendue du conduit alimentaire; souvent avec escarres de couleurs particulières, ou une sorte d'enduit provenant spécialement de l'altération de la *muqueuse* qui tapisse ce conduit. Cette membrane est d'un rouge cerise, brun ou noir; elle offre çà et là des taches gangréneuses dans les points qui leur répondent; elle se détache aisément de la membrane *musculeuse*, de manière que celle-ci et la *séreuse* restent parfaitement isolées. Les membranes *musculeuse* et *séreuse* participent souvent à l'inflammation de la *muqueuse*. Le *péritoine* est quelquefois recouvert de couches albumineuses, qui réunissent et font adhérer les viscères du bas-ventre. Constriction, retrécissement, racornissement; d'autres fois ramollissement, distension du tube gastro-intestinal, dilatation, relâchement de ses vaisseaux; excoriation, ulcération, gangrène, perforation des parties affectées, avec épanchement dans le ventre.

Dans le deuxième et troisième cas, inflammation, etc., des surfaces muqueuses ou cutanées qui ont éprouvé le contact de la substance délétère. Et de plus, altération particulière des organes sur lesquels l'absorption a eu lieu. Assez souvent poumons enflammés, de couleur rouge ou violette, plus durs, moins crépitants que dans l'état ordinaire, contenant une certaine quantité de sang; quelquefois recouverts de taches jaunes ou noires. Dans certains cas, cœur enflammé, ulcéré, taché de noir; plaques brunes, noires sur sa membrane intérieure (*); quelquefois membrane interne de la vessie urinaire injectée, enflammée, etc.; assez souvent gros intestin enflammé, foie jaune et gangrené; quelquefois point d'altération.

D. Quels sont les symptômes d'empoisonnement par absorption et action directe sur la moëlle épinière?

R. Les voici: Etat d'inquiétude et d'agitation, mouvements brusques et rapides; mouvements convulsifs dans les muscles des paupières et de la mâchoire en particulier; traits altérés, grimaces; yeux hagards, rouges, immobiles, saillants hors de leur orbite; voix altérée, cris; libre

(*) A la suite de l'empoisonnement par l'oxyde d'arsenic, on rencontre presque toujours dans le cœur certaines taches rouges, avec ecchimoses de la membrane interne de cet organe, et qu'on reconnaît en lavant le cœur, après l'avoir ouvert. Il faut toujours commencer par rechercher cette lésion.

exercice de l'intelligence. — Tremblement général; respiration précipitée; pouls petit, accéléré; émission d'urine. — Mouvements convulsifs des jambes; marche chancelante, station impossible; bonds, sauts, contorsions terribles; lèvres, gencives, langue, livides et tuméfiées; crachottement, bouche écumeuse; trismus, immobilité de la poitrine, respiration suspendue, asphyxie, raideur tétanique des muscles des membres. Etat de relâchement; alors respiration très-active. Si le malade ne succombe pas à la violence des premiers accès, nouveaux accidents de moins en moins violents; abattement général; respiration bruyante, profonde; sueur froide sur tout le corps; mort.

Tous ces symptômes ont lieu indépendamment de ceux qui se rattachent à l'action locale, lesquels, quand il en existe, sont analogues à ceux des poisons irritants qui ne sont pas absorbés, indépendamment aussi de ceux qui tiennent à l'absorption sur d'autres organes que la moëlle épinière.

D. Quelles sont les lésions de tissu dans le cas d'empoisonnement dont vous venez de signaler les principaux caractères?

R. Cavités droites du cœur, veines, poumons, remplis d'un sang noir et souvent fluide; bouche, larynx, etc., tapissés de mucosités épaisses; moëlle épinière presque intacte; quelquefois inflammation de ses membranes et de sa propre substance; ramollissement de celle-ci, sérosité épanchée dans la cavité de l'arachnoïde, l'une des membranes du cerveau.

D. Ces lésions de tissu sont-elles indépendantes de celles qui peuvent tenir à l'action locale ou à l'absorption sur d'autres organes que la moëlle épinière, ou aux sympathies?

R. Certainement.

D. Quels sont les principaux symptômes de l'empoisonnement par absorption et action directe sur le cerveau?

R. Visage rouge, animé; bouffées de chaleur se portant au front; carébarie, céphalalgie violente; tintement d'oreilles, trouble de la vue, clignotement des paupières, injection rouge de la conjonctive, pupilles contractées; yeux ardents, hagards, furieux; sécrétion abondante de la salive et du mucus nasal; éternuement, épistaxis; agitation, délire, cris aigus, sorte de folie; trismus; mouvements convulsifs généraux, surtout des jambes; vertiges, tremblement, démarche difficile, station impossible; paralysie des membres. Hoquets, nausées, vomissements, évacuations alvines; pouls fort, dur, serré, fréquent; respiration prompte, étouffement; fièvre aiguë, sueur générale; sensibilité plus ou moins développée, malaise, état général de souffrance. — Trouble de l'intelligence, surdité, regard sombre, triste; physionomie exprimant la douleur; voix altérée, aphonie, pupilles dilatées, immobiles; yeux saillants et voilés; perte de la vue; bouffissure et pâleur de la face; mâchoire pendante; bouche pleine d'écume; langue volumineuse, livide; faiblesse, défaillance, stupeur; perte totale des sens. Respiration rare, faible; pouls petit, à peine sensible; coma, soubresauts des tendons, extrémités froides; sueur glaciale, évacuation spontanée des urines; immobilité, insensibilité générale; mort.

D. Les symptômes que vous venez de décrire existent-ils indépendamment de ceux qui se rattachent à l'action locale, lesquels, quand il en existe, sont analogues à ceux que produisent les poisons irritants dont l'absorption n'a pas lieu; indépendamment aussi de ceux qui tiennent à l'absorption sur d'autres organes que le cerveau?

R. Sans doute; et il en est de même pour les lésions de tissu.

D. Quelles sont ces lésions?

R. Veines, et particulièrement celles du cerveau et des poumons, gorgées d'un sang noir et ordinairement fluide; bouche et voies aériennes écumeuses; injection, inflammation du cerveau et de ses enveloppes; quelquefois taches gangreneuses sur ces dernières; d'autrefois épanchement séreux, abondant dans les ventricules de cet organe, ramollissement de sa substance; — souvent aucun indice d'inflammation.

IVe SECTION.

Caractère de l'Empoisonnement par les Sédatifs.

D. Quels sont les principaux symptômes de ce genre d'empoisonnement peu de temps après l'introduction des *sédatifs* dans l'économie, n'importe comment ?

R. Dans ce cas, les poisons sédatifs produisent les phénomènes suivants : pesanteur de tête, étourdissement, envie de dormir, légère d'abord, puis difficile à vaincre ; serrement des tempes, douleurs sourdes de ces régions, vertiges, tintements d'oreilles, vue trouble, sorte d'ivresse, stupeur, mouvements irréguliers des muscles de la face ; yeux rouges ou livides, gonflés, immobiles ; regard fixe ; dilatation, immobilité des pupilles ; paupières abaissées ; physionomie stupide ; diminution de la sensibilité générale ; mâchoire pendante ; déglutition difficile ou impossible ; salivation ; voix éteinte ; dans certains cas, paralysie de la langue ; engourdissement, paralysie des membres et particulièrement des jambes ; battements tumultueux du cœur, puis forts et lents ; pouls large, plein, précipité ; respiration légèrement accélérée ou dans l'état naturel ; grande chaleur du corps, souvent accompagnée de plaintes et de gémissements, d'autrefois d'oppressions de poitrine, de palpitations de cœur. — Le délire furieux ou gai ne tarde pas à se manifester, les cris plaintifs à se faire entendre. Quelquefois roideur comme tétanique des membres et de tout le corps ; extinction de l'intelligence, perte totale des sens, paralysie complète des extrémités, assoupissement profond, état apoplectique ; respiration traînante, laborieuse, sonore ; pouls petit, intermittent ; face pâle et comme cadavéreuse ; parfois distorsion de la bouche ; refroidissement du corps ; symptômes nerveux augmentant d'intensité ; évacuations involontaires, sueur froide, mort. — Si l'empoisonnement a eu lieu par l'acide prussique, la bouche exhale l'odeur des amandes amères.

D. Pourriez-vous nous dire les lésions de tissu que produit l'empoisonnement par les sédatifs ?

R. Voici ce qu'on remarque dans l'empoisonnement par les sédatifs : les veines du cerveau sont souvent gorgées de sang ; les poumons, pleins de fluides écumeux, sont plus denses, moins crépitants, et offrent des taches livides ou noires : le tissu du cœur est mou ; les muscles flasques, peu ou point irritables ; le sang noir et presque toujours fluide, parfois épais et huileux ; quelquefois écoulement d'un fluide sanguinolent par la bouche et le nez ; souvent infiltration dans le tissu cellulaire sous-cutané, sortes d'ecchymoses remplies d'une sérosité limpide ; — cadavre ballonné, livide à l'extérieur, ordinairement point de gastro-entérite lors même que le poison a été avalé ; — putréfaction excessivement prompte.

D. L'action des poisons sur nos organes est-elle absolue ?

R. Non. Cette action est purement relative à l'espèce, à l'individu, à l'habitude et à l'état actuel de l'économie.

D. De telle sorte que ce qui serait poison pour une espèce d'animaux ne l'est pas toujours pour une autre ; que ce qui serait poison pour un individu ne l'est pas pour un autre individu de la même espèce, etc. ?

R. C'est justement ce qui a lieu. Ainsi un agent qui a été funeste à l'homme pourrait ne pas nuir à un chat.

D. Pourriez-vous citer des exemples de ce que vous venez d'avancer ?

R. Dans le tétanos, on administre l'opium, même à haute dose, sans provoquer l'assoupissement ; certains individus n'éprouvent pas la moindre nausée après avoir pris six grains d'émétique ; d'autres sont mis dans un état affreux par un grain de cette préparation anti-moniale ; ceux-ci salivent beaucoup par l'effet d'une friction mercurielle ; ceux-là feraient de ces frictions pendant huit jours sans s'en ressentir.

D. Les poisons qui amènent la mort par irritation locale et sympathique agissent-ils plus vite par leur introduction dans l'estomac que par leur application sur la peau ?

R. Certainement.

D. Les poisons qui agissent par irritation locale et sympathique ne peuvent-ils pas aussi agir par absorption ?

R. Quand ils sont étendus dans une grande quantité de liquide, comme l'émétique à la méthode italienne, les poisons agissent par absorption.

D. Parmi les poisons irritants qui agissent par absorption, n'en est-il pas qui ne manifestent leur effet par aucune action locale du moins sensible, mais seulement par les accidents de l'absorption ?

R. Oui : la strychnine, etc.; mais cette circonstance paraît tenir uniquement à la rapidité avec laquelle est absorbée la partie active de l'agent délétère.

D. Les poisons irritants dont l'action est purement locale, mais vive, peuvent-ils causer la mort sans laisser de traces après eux?

R. Oui. La mort dans ce cas tient à la rapidité avec laquelle l'irritation est transmise aux nerfs.

D. A quoi tient la promptitude de la désorganisation des tissus?

R. A l'énergie et à la dose du poison administré.

D. Citez des exemples.

R. Un gros de foie de soufre ne produit la mort qu'au bout de vingt-quatre heures, tandis qu'à la dose de six gros, il donne ce résultat en six minutes.

D. Les symptômes indiqués par les auteurs, pour chaque genre d'empoisonnement, se trouvent-ils tous réunis chez le même individu ou dans un même cas d'empoisonnement?

R. Non; mais il ne les faut pas tous pour s'assurer (même par les symptômes seulement) qu'un individu a été empoisonné.

D. La raideur du cadavre est-elle un signe certain de mort?

R. Non.

D. Quelle est donc la preuve incontestable de la cessation de la vie?

R. La putréfaction.

D. La putréfaction est-elle toujours bien caractérisée; ne peut-on pas prendre pour indices d'un commencement de putréfaction des taches livides qui ont lieu dans certaines maladies, quoique le malade y survive, ou des odeurs fétides qui s'exhalent pareillement du corps dans les maladies, sans que la perte du sujet soit pour cela irrévocable ?

R. Il y a sans doute d'autres signes positifs de la mort réelle que ceux tirés de l'existence de la décomposition putride ; mais ces signes existent dans les précautions à prendre lors du décès vrai ou apparent d'un individu.

D. Développez votre pensée. Faites-nous connaître ces précautions.

R. Ces précautions doivent être prises par les parents ou par l'autorité administrative, comme cela a lieu en Allemagne depuis 1543, époque à laquelle *Calvin* établit des inspecteurs des morts.

D. En quoi consistent ces précautions ?

R. A établir des salles mortuaires ou à charger des médecins de constater les décès.

D. Et si l'autorité se refuse à faire de l'examen des morts l'objet de sa sollicitude ?

R. Il faudrait alors que les familles appelassent leur médecin et exigeassent de lui, dans tous les cas, qu'il eût recours, avant l'inhumation, à tous les essais qui peuvent faire distinguer l'état de syncope ou de léthargie de la mort véritable ; qu'en un mot, on fît pour tous les genres de mort ce que l'on est dans l'usage de faire pour les morts subites.

D. Quels sont ces essais ?

R. Ces essais consistent à interroger la sensibilité de la peau par des incisions, des brûlures ; à employer les vapeurs sulfureuses, l'ammoniaque, l'insufflation d'un air frais dans les poumons, la saignée, le galvanisme, l'acupuncture du cœur, etc. Ces essais sont plus ou moins nombreux et varient suivant les circonstances. Enfin rien ne doit être négligé pour éviter d'enterrer un individu vivant. (*)

D. Dans l'examen des lésions de tissus qui proviennent d'un empoisonnement, n'y a-t-il pas des précautions à prendre?

(*) S'il est vrai qu'on ait exagéré les cas où des personnes regardées comme mortes ont été renfermées dans la tombe, il n'est pas moins certain que ces cas, loin d'être rares, ne se présentent que trop souvent. Toutefois si l'usage adopté dans quelques pays, d'avoir dans les cimetières, et sous la garde du sacristain, des salles d'attente où l'on dépose les morts, un cordon de sonnette dans la main, pendant les vingt-quatre heures qui précèdent l'inhumation, a été souvent utile, il est des circonstances où cet usage peut devenir funeste. En voici un exemple dont nous avons été témoin, qui eut lieu à Mayence, et dont parle un journal de médecine. Un militaire meurt hydropique. Quelques heures après, au milieu de la nuit, l'infirmier, qui était couché dans une pièce voisine, fut tout-à-coup réveillé par une violente secousse de la sonnette mortuaire. Epouvanté, il s'était brusquement dressé sur son lit lorsqu'un nouveau coup de sonnette frappe son oreille: atterré alors et saisi d'effroi, il veut se lever, s'enfuir, ses jambes fléchissent sous lui; appeler, et la voix lui manque. Il tombe enfin sans connaissance. Cependant, attirées par le bruit de l'étage supérieur, sa femme et sa fille appellent au plus tôt un médecin. A l'arrivée de notre excellent ami, le docteur Bécœur (aujourd'hui chirurgien-major de l'école de Saumur), il avait repris ses sens, mais il avait perdu la faculté de se mouvoir et d'articuler aucun son: il était frappé de paralysie. Les yeux égarés et fixés sur la porte d'entrée de la salle des morts, il indiquait celle-ci par un mouvement de tête. On y pénétra, et on trouva que, comme il arrive assez souvent, l'hydropique s'était ce qu'on appelle vidé; l'affaissement survenu tout-à-coup avait entraîné, dans une double secousse, ses mains croisées sur le ventre et à l'une desquelles était attaché le cordon de la fatale sonnette. La paralysie de l'infirmier persista, et la mort survint peu de temps après.

R. Dans l'examen des lésions de tissus, on doit éviter de confondre la couleur rouge ou violette, qui appartient à l'inflammation de la membrane muqueuse de l'estomac et des intestins, avec celle qu'aurait pu lui communiquer une boisson particulière, telle qu'une infusion de coquelicot, etc., ou la rougeur des organes de la poitrine, avec celle qui dépend de l'état du sang dans les cas de mort subite et dans tous ceux où il conserve sa fluidité.

D. Les poisons continuent-ils d'agir sur les tissus pendant quelque temps après la mort?

R. Quelques minutes après la fin de l'existence, on remarque encore des phénomènes qui semblent tenir à l'action du poison.

D. Il faut donc tenir compte, en examinant le cadavre, du temps qui s'est écoulé depuis la cessation de la vie?

R. Sans contredit.

D. Que pourrait-il arriver si les poisons avaient été introduits dans l'estomac ou l'intestin deux ou trois heures après la mort?

R. Ils pourraient produire des altérations de tissus et même des symptômes inflammatoires. Ils pourraient avoir été absorbés ; mais alors leur absorption n'aurait été que partielle : les traces d'inflammation, dans ce cas, se renferment dans le voisinage de la surface qui a éprouvé le contact, et ce point se trouve séparé par une ligne de démarcation bien tranchée.

D. Quelles sont les précautions à prendre si l'on n'examine le cadavre que plusieurs jours après la mort?

R. Il faut user de la plus grande circonspection pour ne pas confondre les résultats de la putréfaction avec les lésions de tissus produites par un poison.

D. Peut-on retrouver l'acide arsénieux à l'état de sulfure jaune dans le canal digestif si ce poison a été pris en poudre impalpable, et surtout lorsque le cadavre a subi un commencement de décomposition ?

R. M. Orfila a démontré qu'une partie de l'acide arsénieux peut être transformée en sulfure jaune d'arsenic par l'hydrogène sulfuré que la putréfaction a développé au sein des organes.

D. Le sulfure d'arsenic est-il facile à reconnaître dans les matières animales ?

R. Oui ; mais il faut pour cela *bien connaître les effets de l'ammoniaque sur le sulfure arsénical.*

D. Que donne le sulfure d'arsenic dissous dans l'ammoniaque ?

R. Il donne une liqueur *complètement incolore.*

D. Quelles sont les maladies qui peuvent le plus simuler l'empoisonnement ?

R. Ce sont les irritations de l'estomac et des intestins.

D. Est-il possible de démontrer la présence des poisons dans le sang quand ils y ont été portés par voie d'absorption ?

R. On peut démontrer la présence d'une substance vénéneuse soit dans les voies lymphatiques, soit dans le sang, soit dans les urines ; mais alors il faut abandonner les symptômes et les lésions de tissus pour recourir aux propriétés physiques et aux moyens chimiques.

*

D. La présence démontrée du poison dans l'économie, quand il n'y a pas été introduit après la mort, établit-elle la culpabilité?

R. Le fait de l'empoisonnement, oui; mais non la culpabilité.

D. A qui appartient-il de prononcer sur celle-ci?

R. Aux jurés *seuls* : eux seuls sont appelés à peser la valeur et l'ensemble des circonstances qui peuvent prouver la tentative criminelle d'empoisonnement. Il leur faut donc des preuves morales pour établir leur conviction d'une manière non moins rigoureuse que par les preuves matérielles. Mais comment avec des preuves morales *seulement* constater la présence de la substance délétère? Comment constituer un corps de délit avec des preuves de cette nature, quelque déterminantes qu'elles paraissent? Quels sont les magistrats qui oseraient admettre un corps de délit sans preuves matérielles? Pour nous, Dieu nous garde de contribuer jamais à la condamnation d'un accusé sur des preuves que la malveillance est toujours habile à fabriquer!

Ve SECTION.

Conduite à tenir dans le cas d'Empoisonnement, lorsque ni les symptômes, ni les lésions de tissus n'ont pu aider à découvrir la substance qui en a causé les accidents.

D. Lorsque les symptômes et les lésions de tissus sont insuffisants pour constater l'empoisonnement, quelle est la conduite à tenir pour découvrir le poison?

R. Il faut s'assurer : 1° si la substance est irritante ou sédative; 2° si elle est minérale, végétale ou animale; 3° quelle en est l'espèce ou du moins le genre.

D. Que faut-il pour résoudre ces questions?

R. Pour résoudre ces questions, il faut nécessairement posséder ou pouvoir se procurer l'agent *toxique*, le poison, soit qu'il en existe des restes, soit qu'il faille les chercher dans les matières vomies, ou, si le malade succombe, dans les matières que contient le tube digestif, ou dans les propres tissus de celui-ci.

D. Ne faut-il pas autre chose?

R. Il faut consulter l'état, la forme, la couleur, l'odeur, la saveur, la texture de la substance qu'on a découverte, examiner la manière dont elle se comporte sous l'influence de l'eau, du calorique, etc.

D. Comment se classent les propriétés que vous venez d'énumérer en partie?

R. Ces propriétés sont de deux sortes : physiques et chimiques.

D. Combien d'espèces de propriétés physiques et quels sont les caractères principaux des substances vénéneuses végétales?

R. Les propriétés physiques sont générales ou communes. Ainsi on reconnaît les poisons végétaux ou leurs diverses parties à une texture ordinairement fibreuse; les huiles, les gommes-résines, les sucs, les extraits, à une odeur très-prononcée, à leur saveur âcre ou amère, à leur coloration jaunâtre, à leur consistance molle ou friable.

D. Voilà pour les poisons végétaux; et les poisons minéraux?

R. Les poisons minéraux sont, au contraire, pour la majeure partie, incolores, presque toujours sans odeur, d'une saveur souvent acide, caustique, salée ou astringente, et se présentant, s'ils sont solides, sous forme pulvérulente et cristalline.

D. Comment reconnaît-on les propriétés chimiques générales ou communes?

R. Elles se reconnaissent au moyen de l'évaporation ou action de l'eau, ou par la calcination ou action du feu. On n'a besoin d'ailleurs d'invoquer les propriétés chimiques que si les propriétés physiques viennent à manquer ou ne se sont pas prononcées.

D. La nature de la substance est déterminée: elle est minérale, végétale, ou animale ou mixte, soit par elle-même, soit parce qu'elle est mêlée à des substances étrangères; comment en reconnaître l'espèce ou du moins le genre?

R. En ayant recours aux propriétés physiques et chimiques particulières. La substance est liquide. Ex.: acide nitrique: il est liquide, blanc, ou plutôt incolore, odorant, très-sapide, caustique et teint la peau en jaune, etc. L'acide nitrique est aussi nommé acide azotique, parce qu'il est formé par la combinaison de l'oxygène et de l'azote.

D. Si le poison est solide, et qu'il soit, par exemple, de l'acide arsénieux?

R. Cet acide se présente ordinairement sous forme de masses blanches opaques à l'extérieur, jaunes, transparentes et comme vitrifiées à l'intérieur. Inodore, avec une saveur âpre, etc. ; réduit en poudre fine, il a quelque ressemblance avec le sucre pulvérisé et autres corps, mais il est plus lourd.

D. Un poison minéral étant donné et son espèce n'ayant point été réconnue aux caractères extérieurs, comment la découvrir ?

R. En ayant recours aux agents chimiques ou réactifs.

D. Est-ce que tous les poisons peuvent être soumis à l'action des moyens chimiques ?

R. Il n'y a que les poisons minéraux qu'on puisse soumettre aux réactifs.

D. Pourquoi ne peut-on pas toujours, et par les réactifs, constater la présence des substances organisées ?

R. La plupart du temps, ces substances ont été altérées par les forces digestives au point de ne plus être reconnaissables, et jusqu'ici on est réduit pour ces susbstances, soit aux symptômes, soit aux résultats que ces substances peuvent fournir en soumettant de nouveau à leur action l'économie vivante.

D. Le poison est nécessairement un acide, un alcali ou un sel, ou un composé susceptible de se convertir en sel par son action sur l'eau : ex. : les sulfures, les chlorures, etc. ; comment en déterminer l'espèce ?

R. Avant tout, il faut savoir auquel de ces trois genres de corps appartient le poison.

D. C'est un acide; à quoi le reconnaît-on?

R. On reconnaît les acides à leur saveur aigre et caustique, à leur propriété de rougir la teinture de tournesol, etc.

D. Comment déterminer les différentes espèces d'acides?

R. Les uns précipitent l'eau de chaux, comme l'acide arsénieux; les autres ne le font pas, comme les acides nitrique et nitreux, etc.

D. A quoi reconnaît-on un alcali?

R. Les alcalis sont en général d'une saveur caustique et urineuse. Ils verdissent le sirop de violette, font passer au rouge ou à l'orangé la teinture de *curcuma;* au vert jaunâtre celle de roses; au violet celle de bois de Brésil, etc.; ramènent au bleu la couleur de tournesol rougie par les acides; sont neutralisés par ceux-ci, etc.

D. A quoi reconnaît-on un sel?

R. A sa saveur quelquefois fraîche et piquante ou douce et comme sucrée; mais plus souvent austère, métallique, astringente. Quelques sels se volatilisent par l'évaporation de leur dissolution, mais le plus grand nombre passent à l'état solide et prennent la forme cristalline; par la calcination, ils se subliment, ou sont décomposés, ou n'éprouvent aucune altération.

D. La substance est gazeuse; comment s'en assure-t-on?

R. Si c'est le gaz acide nitreux, il est reconnu à sa couleur; l'acide hydro-sulfurique à son odeur. L'azote et l'acide carbonique éteignent les corps en combustion, mais le second seul précipite l'eau de chaux, rougit la teinture de tournesol, etc.

D. Le poison est métallique et se trouve mêlé ou combiné avec des substances de même nature ou minérales ; comment reconnaître ce mélange ?

R. Au moyen des réactifs.

D. Supposez que le poison soit combiné avec des substances végétales ou animales ; comment s'en assurer ?

R. On dirige plus particulièrement ses recherches sur les matières solides, tantôt sur les liquides, tantôt sur les matières vomies, tantôt sur celles que contient le conduit gastro-intestinal, ou sur le tissu de celui-ci, comme nous l'avons dit précédemment.

D. La marche à suivre ne varie-t-elle pas suivant que le composé est liquide, ou soluble, ou bien solide et insoluble ?

R. Oui. Si le composé est liquide, on filtre ; s'il est solide, pour le diviser, on le dissout dans l'eau distillée, en employant le secours du feu s'il est nécessaire, et l'on filtre.

D. Et s'il est en partie liquide et en partie solide, que fait-on ?

R. On sépare la partie liquide au moyen d'un linge fin, on traite la partie solide par l'eau distillée bouillante, on filtre les liquides, et on les soumet aux réactifs.

D. Si l'on ne possède aucune donnée sur la nature de la substance que le mélange peut contenir ; que le liquide ne précipite point, et que le défaut de précipité paraisse tenir à ce que la dissolution est trop étendue, que fait-on ?

R. On évapore jusqu'à un certain point, en

disposant un appareil propre à recueillir les produits.

D. Voilà les termes du problème réduits à un seul; que reste-t-il à faire?

R. En général, on ne peut encore regarder le problème lui-même comme résolu. Il reste à soumettre le poison incriminé à une série d'expériences telles qu'il ne puisse plus exister aucun doute. Nous nous bornerons à l'examen des poisons les plus communs et les plus importants à connaître : nous avons déjà dit pourquoi nous sommes résolu à ne pas sortir de ce cadre.

D. Quels sont ces poisons?

R. Les poisons les plus usités sont l'*acide nitrique*, l'*acide arsénieux*, l'*acide sulfurique*, le *vert-de-gris*, l'*acétate de plomb* ou *sel de Saturne*.

D. Quels sont les procédés à employer dans l'examen de ces cinq substances délétères?

R. On procède à cet examen : 1° par les réactifs; 2° par la calcination.

D. Comment se conduit l'acide nitrique traité par les réactifs?

R. Sous l'influence de ces agents, l'acide nitrique se colore en jaune, brûle et détruit même à la température ordinaire les corps organisés; en le faisant bouillir avec du charbon, du soufre, avec la plupart des métaux, etc., il dégage d'abondantes vapeurs orangées. L'acide nitrique, même à froid, (pourvu qu'il ne soit pas trop étendu) est décomposé par le cuivre et avec des productions jaunes.

D. Ne pourrait-on pas distinguer l'acide nitreux de l'acide nitrique?

R. Si le cas l'exigeait, on distinguerait l'acide nitreux de l'acide nitrique à sa couleur, à celle des vapeurs qu'il répand dès qu'un obstacle ne le retient plus à l'état liquide, ou bien encore en traitant les sels qu'ils ont formés avec le cuivre, par l'acide sulfurique; le nitrite serait décomposé avec effervescence et production de vapeurs rouges; le nitrate sans effervescence et avec production de vapeurs blanches.

D. Comment se comporte l'acide sulfurique traité par les réactifs?

R. Si l'acide sulfurique est mis en contact, à la température ordinaire, avec des substances animales ou végétales, il se forme de l'eau, le charbon est mis à nu, et par là les substances sont colorées en noir. Avec ces mêmes substances, à 100e et au-dessus, il dégage de l'acide sulfureux. L'acide sulfurique précipite abondamment en *blanc* l'eau de baryte ou la dissolution d'un sel barytique la moins concentrée possible.

D. Comment se comporte l'acide arsénieux traité par les réactifs?

R. La dissolution de cet acide à l'eau distillée bouillante, lorsqu'elle est refroidie, en retient seulement 30 parties sur 100 d'eau; en filtrant, puis distillant cette dissolution, on retrouve un peu d'acide arsénieux dans le produit de la distillation. On voit de plus que si l'on veut évaporer la dissolution pour en calciner le résidu, il faut, avant de la soumettre à l'action du feu, ajouter un corps qui fixe l'acide arsénieux. Inodore, cette dissolution est presque sans action sur le tournesol; elle précipite en vert la dissolution de sulfate de cuivre ammoniacal, etc. L'acide arsénieux se volatilise au-dessous de la chaleur rouge-cerise : aussi, jeté sur des charbons ardents ou sur une plaque de fer chauffée au rouge, il se répand dans l'air en vapeur blanche d'une odeur d'ail (si cet acide a perdu son oxygène, c'est-à-dire si l'arsenic métallique a été mis à nu). Une lame de cuivre exposée à cette vapeur s'y recouvre d'une couche d'un très-beau blanc (si cette lame est placée à 54 ou 81 millimètres du feu); on enlève aisément cette couche avec le doigt, et le cuivre reprend sa couleur.

D. Comment se comporte l'oxyde de cuivre ou vert-de-gris traité par les réactifs?

R. Par l'eau distillée bouillante, par l'acide sulfurique affaibli, ou par l'acide acétique, à la température ordinaire; par l'acide nitrique faible, on obtient séparément les trois corps dont le vert-de-gris est formé, et qui sont le *deut-acétate*, l'*hydrate de deut-oxyde de cuivre*, et le *cuivre à l'état métallique*. La dissolution aqueuse ne contient que l'acétate : elle est bleue lorsqu'elle est pure ; une lame de fer bien décapée s'y recouvre, au bout de quelques heures, d'une couche de cuivre métallique ; (la dissolution verdit d'abord et passe ensuite au *jaune rougeâtre*). L'ammoniaque, réactif très-sensible contre toutes les préparations qui ont pour base l'oxyde de cuivre, y détermine d'abord un précipité *bleu* plus ou moins foncé; mais si l'on ajoute un excès d'alcali, le précipité est redissout et la dissolution prend une couleur d'un *beau bleu céleste* due à l'acétate de cuivre ammoniacal qu'elle contient alors. Etc.

D. Comment se comporte l'acétate de plomb ou sel de Saturne traité par les réactifs?

R. Mis sur des charbons incandescents, ce sel se boursouffle, se décompose, répand une fumée qui a l'odeur du vinaigre, et laisse de l'oxyde de plomb d'un jaune tirant plus ou moins sur le rouge; si la combustion est vive, le plomb est même réduit à l'état métallique. — Versé sur de l'acétate de plomb pulvérulent, l'acide nitrique en dégage l'acide acétique sous forme de vapeurs qui répandent l'odeur de vinaigre; il se forme un proto-nitrate de plomb, etc.

D. Comment se comportent ces cinq espèces de poisons traitées par la calcination, à laquelle, comme on sait, on ne peut soumettre que les composés vénéneux à base métallique?

R. La calcination a pour résultat de séparer le métal de tout autre corps, ou, suivant l'expression chimique, de le réduire. Le métal se trouve le plus ordinairement uni à l'oxygène, (tantôt à l'état d'acide, ex.: l'acide arsénieux; tantôt à celui d'oxyde, ex. : les oxydes de cuivre, de plomb, etc.); mais il peut l'être à d'autres corps, notamment au chlore.

D. Existe-t-il quelques substances minérales dans lesquelles le métal puisse être réduit par la seule action de la chaleur?

R. Oui : le mercure dans les oxydes et le sous-deuto-sulfate de mercure. On chauffe dans un petit tube de verre, et l'on obtient du mercure métallique (qui vient adhérer aux parois), de l'oxygène, et de plus, pour le deuto-sulfate, de l'acide sulfureux.

D. Toute substance vénéneuse métallique peut-elle être réduite sans l'addition d'un autre corps?

R. Nous avons dit plus haut qu'il existait des poisons minéraux dont la réduction n'aurait pas lieu, ou serait incomplète, si on n'ajoutait un autre corps pour fixer le poison.

D. Dans le choix du corps à ajouter, par quoi est-on déterminé?

R. Par la nature et le degré des affinités du corps qu'on aura choisi.

D. Quels sont les corps les plus capables de réduire les composés métalliques?

R. Le charbon et la potasse. Le premier réduit les métaux unis à l'oxygène ; la potasse ceux qui sont unis au chlore, etc.

D. Comment obtient-on l'arsenic à l'état métallique?

R. En chauffant jusqu'au rouge, pendant quelques minutes, les sulfures d'arsenic secs et en poudre, avec de la potasse, dans un tube de verre étroit, long de 25 à 28 centimètres, dont on a tiré l'extrémité supérieure à la lampe. Après y avoir introduit le mélange, on obtient l'arsenic métal sur les parois du tube, à quelques centimètres de son fond.

D. Comment réduit-on les acides arsénieux et arsenique?

R. On réduit ces acides en les chauffant jusqu'au rouge pendant quelques minutes avec leur volume d'un mélange de potasse du commerce et de charbon à parties égales.

D. Comment réduit-on les oxydes de cuivre,

ceux de plomb, leurs carbonates ou leurs acétates?

R. Au bout de 20 minutes, ces oxydes se trouvent réduits en les chauffant jusqu'au rouge dans un creuset avec une suffisante quantité de charbon.

D. Dans quel cas est-il rigoureusement nécessaire que la substance incriminée s'annonce avec tous ses caractères, pour qu'on en reconnaisse la présence?

R. Lorsqu'il s'agit de prononcer sur le fait de l'empoisonnement, et pour déterminer la conscience quand il s'agit de la vie des hommes.

D. Eh bien! que faire pour atteindre ce but?

R. S'assurer de toutes les propriétés physiques, chimiques et toxicologiques, de la substance sur laquelle l'attention du jury est fixée.

D. Quel est le poison minéral dont les caractères sont les plus nombreux?

R. L'arsenic est celui des métaux vénéneux qui possède le plus grand nombre de caractères; mais il faut avoir à sa disposition assez de matière pour les constater; car il faut toujours pouvoir faire naître, avec le nitrate d'argent, le précipité rouge brique d'arséniate d'argent.

D. Quels sont les caractères de l'arsenic?

R. L'arsenic est solide, gris d'acier, brillant lorsqu'il n'a pas été exposé à l'air; d'une texture grainue et quelquefois écailleuse; de peu de dureté et d'une grande fragilité: soumis à l'action du calorique en vase clos, il se sublime et cristallise en tétraèdres, sans se fondre ni éprouver la moindre altération; exposé pendant quelque temps au contact de l'air, il répand des vapeurs d'une odeur d'ail ou de phosphore ; mis dans une dissolution de sulfate de cuivre ammoniacal, il précipite bientôt en vert, surtout si on l'agite. A l'aide de ce dernier caractère, on peut distinguer des atômes d'arsenic mêlés à du charbon animal, substance qui ressemble beaucoup à ce métal pour le brillant et la couleur.

D. N'est-il pas d'autres substances que l'on pourrait facilement prendre pour l'arsenic dans l'exploration de quelques viscères ?

R. La membrane muqueuse de l'estomac offre quelquefois des grains albumineux et graisseux, blanchâtres, brillants, non adhérents, que l'on pourrait, à la simple vue, prendre pour l'acide arsénieux.

D. Lorsque le médecin n'a pu prononcer sur le fait d'empoisonnement à l'aide des réactifs ordinaires, quelles sont les ressources qui lui restent?

R. Une dernière ressource est offerte au médecin, lorsqu'il n'a pu parvenir à connaître la substance incriminée par les moyens ordinaires. Il la trouvera dans le choix d'autres réactifs qui lui seront indiqués par la nature présumée de la substance vénéneuse.

D. Quels sont ces nouveaux réactifs ?

R. Ces réactifs, qui forment comme une réserve pour le médecin, sont l'alcool, la potasse, le fer, les acides nitrique et hydrochlorique, etc.

D. Quand emploie-t-on l'alcool ?

R. L'alcool est employé comme dissolvant tantôt des substances étrangères et tantôt de la substance vénéneuse.

D. Dans quel cas a-t-on recours à la potasse?

R. Lorsque la substance vénéneuse est un acide. Ex. : composés formés par l'acide nitrique et toutes les substances animales, etc.

D. Comment procède-t-on dans l'emploi de la potasse?

R. On introduit la masse à examiner dans une fiole avec une dissolution de potasse pure (potasse à l'alcool), et l'on fait bouillir pendant trois quarts d'heure. La liqueur passe au rouge, puis au rouge brun; on traite par le chlore; on filtre, l'on évapore dans une capsule de porcelaine, et l'on obtient une masse composée de matières animales de nitrate, etc., de potasse et de l'excès d'alcalis employés, etc.

D. Dans quel cas emploie-t-on le fer?

R. Le fer s'emploie dans les mêmes cas que la potasse: on divise les substances, on les introduit dans une fiole avec un excès de limaille de fer; on ajoute un peu d'eau distillée; on soumet le tout à l'action de la chaleur; on ménage celle-ci, et on la porte peu-à-peu au degré de l'ébullition en agitant de temps en temps; on fait bouillir seulement pendant quelques minutes; on étend d'eau et on filtre; on essaie une portion du liquide par les réactifs: si on n'a point obtenu de résultats par l'emploi des réactifs, on évapore le reste du liquide. Ce dernier, qui présentait d'abord une teinte de rouille, devient d'un rouge brun foncé; on chauffe jusqu'à siccité, en ménageant encore la chaleur; arrivé à ce point, on pousse le feu, et bientôt, si le sel ferrugineux est un nitrate, il est décomposé; une odeur de gaz nitreux se dégage, et la fiole se remplit de belles vapeurs rutilantes qui indiquent la présence certaine d'un acide formé par l'azote. Ces vapeurs dispensent de l'emploi de toute espèce de réactifs; tous les doutes sont absolument levés.

D. Quel est celui des trois réactifs (cités ci-dessus) que vous préféreriez pour reconnaître l'acide arsénieux?

R. C'est la potasse que l'on doit employer de préférence pour les composés dans lesquels on soupçonne l'acide arsénieux, et qui ont été inutilement traités par l'eau distillée bouillante.

D. Ne peut-on pas aussi reconnaître une très-petite quantité d'acide arsénieux, en traitant par le feu la substance présumée, au moyen du nitrate de potasse, et en la dissolvant dans une certaine quantité d'eau, pour traiter ensuite cette dissolution par le nitrate d'argent?

R. Oui. Il se forme alors un précipité rouge brique d'arséniate d'argent.

D. Dans quel cas emploie-t-on les acides nitrique et hydrochlorique?

R. On tente l'emploi de l'acide nitrique pour tous les composés qui ne sont pas ou que l'on ne soupçonne pas acides eux-mêmes, c'est-à-dire qui ne renferment pas ou qu'on ne suppose pas renfermer un acide. Mais il faut, *de rigueur*, purifier l'acide nitrique avant de s'en servir; on y parvient par une distillation sur du nitrate d'argent, d'autant plus soignée, qu'on destine l'acide nitrique à des usages très-délicats, comme on l'a vu aux assises de la Corrèze en septembre 1840.

L'acide hydro-chlorique précipite abondamment les sels solubles de plomb (du moins l'acétate et le nitrate).

D. Si, malgré l'emploi de tous les moyens de réserve que vous venez d'indiquer, les précipités diffèrent, quel est le parti à prendre?

R. On ne peut plus alors que réunir les produits, évaporer avec ménagement, dessécher et recourir à la calcination.

D. Quel est l'avantage de la calcination?

R. A l'aide de cette opération, on obtient la substance délétère séparée des substances végétales ou animales auxquelles elle était unie, et qui la rendaient insoluble et insensible aux réactifs.

D. Quelle est la manière de procéder à la calcination?

R. Que l'on doive agir sur une dissolution évaporée ou sur un composé solide, inutilement traité par l'eau bouillante, il n'en faut pas moins commencer par ajouter à la masse, si déjà on ne l'a fait, la moitié son volume de potasse pure (p. à l'alcool). On dessèche doucement dans une capsule de porcelaine; on pulvérise et on mêle à du charbon (moitié aussi en volume et en poudre); on prend une petite portion du mélange, on l'introduit dans un petit tube de verre fermé à l'une des extrémités et tiré à la lampe à l'autre extrémité, de manière à ne plus présenter qu'une très-petite ouverture, ou mieux dans une petite cornue de verre à laquelle on adapte un ballon; on chauffe jusqu'au rouge pendant quelques minutes, et l'on observe les résultats.

D. Vous avez présenté la calcination comme un dernier moyen auquel on pouvait avoir recours lorsque l'examen des propriétés physiques avait eu lieu en vain et que les réactifs n'avaient point satisfait l'analyste ; eh bien ! cette opération n'a donné que des résultats équivoques ; que reste-t-il à faire ?

R. Il reste à recourir de nouveau aux réactifs, de même qu'en employant ces derniers, on avait eu recours à la calcination dans les cas restés douteux. Ainsi les propriétés physiques, les réactifs et la calcination, se prêtent un mutuel secours, se fortifient et se confirment réciproquement.... L'essentiel est d'isoler la substance vénéneuse.

VIe SECTION.

Des Précipités et des Réactifs en général, de l'Appareil de Marsh en particulier.

D. Qu'entendez-vous par *précipités ?*

R. On appelle précipité toute substance qui, insoluble dans l'eau où elle est suspendue, finit par descendre et se fixer à la partie inférieure du vase dans lequel l'opération a été faite.

D. Comment se forment les précipités ?

R. Les précipités se forment sous l'influence de l'attraction moléculaire et de la pesanteur ou gravitation terrestre.

D. Les deux propriétés de l'attraction (affinité, cohésion), prises isolément, pourraient-elles produire les précipités ?

R. Non. Toutes deux y concourent en même temps : l'une en rapprochant les atômes de nature différente, l'autre en unissant les éléments de même nature.

D. Qu'entendez-vous par pesanteur ?

R. La pesanteur est la puissance qui sollicite les corps à se porter vers le centre de la terre : elle est à leur égard ce que la *gravité* est à l'égard des corps célestes.

D. La formation des précipités dans le mélange des dissolutions minérales avec les dissolutions des substances végétales ou animales est-elle soumise aux mêmes lois que celle des précipités dans le mélange des dissolutions minérales entr'elles ?

R. Si les dissolutions minérales contiennent des sels végétaux, il y a entre ceux-ci et les minéraux décomposition et recomposition réciproques, comme dans le mélange des substances minérales entr'elles.

D Lorsqu'un liquide ne donne point de précipité, ne faut-il pas prendre des précautions particulières ?

R. Oui. Il faut, comme on l'a dit précédemment, concentrer en évaporant jusqu'à certain point, en disposant un instrument propre à recueillir le produit, en essayant des réactifs plus sensibles, etc. ; ainsi on découvre, à l'aide du sulfate de cuivre ammoniacal, l'acide arsénieux, dans des cas où l'acide hydro-sulfurique, etc., avait été inutilement employé.

D. La couleur des précipités ne peut-elle pas

varier avec l'état de concentration et la proportion des dissolutions mêlées ?

R. Oui.

D. Parmi les réactifs, quels sont ceux qu'on doit préférer ?

R. On doit préférer ceux qui fournissent des précipités ou des dissolutions d'une couleur non seulement bien prononcée, mais encore particulière à un petit nombre de substances, et, s'il se peut, à une seule ; ex. : l'acide hydro-sulfurique et les hydro-sulfates pour les préparations arsénicales (p. jaune-doré.)

D. Lorsque les substances minérales éprouvent le contact des substances végétales ou animales ; qu'elles sont mêlées avec elles ; en un mot, que, d'une manière quelconque, il peut y avoir action réciproque, qu'arrive-t-il ?

R. Elles contractent ensemble une union plus ou moins intime, soit qu'il y ait ou qu'il n'y ait pas décomposition des corps dans leur réaction ; (ex. : acide arsénieux et matières végétales ou animales ne sont point décomposés à la température ordinaire, etc.)

D. Dans leur état de mélange avec les dissolutions végétales ou animales, les dissolutions minérales traitées par les réactifs donnent-elles des précipités de même couleur, quoique à l'instant du mélange il ne se soit souvent manifesté aucun trouble ?

R. Non. La plupart des dissolutions salines ne fournissent pas de précipités, même en très-petite quantité. Ex. : l'acide arsénieux à la dose la plus minime et la gélatine, traités par le sulfate de cuivre ammoniacal, ne donnent aucun précipité. (En ajoutant d'une dissolution de potasse ce qu'il en faudrait pour séparer l'acide arsénieux de la matière étrangère, il se formerait un arsénite de potasse, et on obtiendrait alors un précipité.)

D. Quel est le réactif le plus propre à constater l'arsenic *normal* ou naturel, que M. Couerbe a découvert dans les os, et M. Orfila dans presque tous les tissus organiques?

R. Avant de répondre à cette question, je dirai que j'ai long-temps, et en vain, cherché cet arsenic sans pouvoir le rencontrer. J'ai, une seule fois, trouvé de l'arsenic dans les os d'un cadavre; mais j'appris presqu'aussitôt que le défunt avait long-temps fait usage de préparations arsénicales pour combattre une fièvre intermittente qui avait résisté pendant dix-huit mois à tous les anti-fébriles et à toutes les précautions hygiéniques.

D. Comment avez-vous agi sur les os pour en extraire l'arsenic?

R. En incinérant ces parties avec l'acide nitrique et soumettant le produit de cette opération à l'action de l'eau distillée bouillante, que j'analysai ensuite par les réactifs appropriés, comme le conseille M. Orfila.

D. L'arsenic que vous avez retiré de ces os était-il réellement délétère?

R. Tellement délétère, que plusieurs lapins ont été empoisonnés par lui.

D. D'après vos recherches, l'arsenic pris pour combattre des affections particulières pourrait se retirer (si l'on peut ainsi parler) dans les os?

R. Je le crois, et il pourrait revenir (sous une

influence quelconque) dans les organes essentiels à la vie et les frapper de mort. N'en est-il pas de même du mercure? Je me souviens avoir traité un officier-général par les frictions mercurielles; quand il ne salivait pas, il éprouvait des gonflements osseux avec des douleurs atroces; aussitôt que le ptyalisme reparaissait, les douleurs ostéocopes s'en allaient quoique lentement. On sait que le mercure a une action directe sur les glandes salivaires.

D. La composition chimique des substances végétales ou animales, liquides ou solides, avec lesquelles le poison que l'on recherche peut se trouver mêlé, et, avant tout, celle de l'eau des lieux où l'on habite, doit-elle être nécessairement connue?

R. Oui : sans cette précaution, on s'exposerait à commettre de graves erreurs dans l'emploi des réactifs. Ainsi l'eau de puits précipite abondamment par l'hydro-chlorate de baryte; l'acide hydro-cyanique et l'hydro-cyanate de fer ont été trouvés dans les urines dans certains cas où il n'y avait eu ingestion d'aucun poison.

D. Est-il des cas où l'on peut se dispenser (lorsqu'on procède à la recherche d'un poison) d'essais particuliers et d'expériences nouvelles?

R. Lorsqu'on procède à la recherche d'un poison, aucun résultat ne doit être perdu; tous doivent être notés avec une attention scrupuleuse. Après avoir établi un premier fait, ces résultats peuvent servir à en établir un second; s'ils ont été inutiles pour un objet, ils peuvent devenir précieux pour un autre.

D. Le nombre des réactifs à employer est-il déterminé par la nature des résultats?

R. Oui.

D. Un seul pourrait-il suffire?

R. Il pourrait suffire si les résultats obtenus en traitant une substance avec ce réactif étaient tels qu'aucune autre substance ne pût les fournir.

D. Quand une substance est suffisamment distinguée de celles avec lesquelles on peut la confondre; quand sa nature et son espèce sont suffisamment indiquées par la couleur des précipités qu'elle a fournis avec les réactifs les plus propres à l'indiquer, à la caractériser, doit-on se contenter de ces précipités?

R. Il n'existe aucune raison pour que tous les phénomènes de l'attraction chimique ne se reproduisent pas à l'occasion d'une seule substance.

D. Il y a donc des motifs pour bien choisir les moyens propres à déceler la présence d'un poison?

R. Oui; et c'est par des choix heureux que la toxicologie est devenue une science à part.

D. Lorsqu'on procède à la recherche d'un poison minéral par les réactifs chimiques, n'est-il pas de rigueur d'avoir préalablement purifié le réactif préféré?

R. M. Orfila est le premier qui a recommandé cette purification.

D. Comment obtient-on cette purification?

R. Pour purifier le zinc, par exemple, on se sert d'une cornue de grès que l'on place dans un fourneau de reverbère, et au col de laquelle on ajuste une allonge destinée à conduire les vapeurs métalliques dans le récipient.

D. Croyez-vous que l'on puisse purifier entièrement le zinc, l'acide sulfurique, le nitre, c'est-à-dire au point qu'il ne leur reste rien d'arsénieux ?

R. Nos grands chimistes disent oui; je crains que plus tard ils ne soient forcés de dire non, surtout pour l'acide sulfurique.

D. N'existe-t-il pas depuis peu de temps un moyen pour déceler la plus petite parcelle arsénieuse dans le corps de l'homme ?

R. La chimie judiciaire était toujours peu satisfaite des moyens qu'elle avait à sa disposition pour découvrir la plus petite parcelle d'arsenic dans l'économie animale, lorsqu'en 1836, un appareil que l'on crut propre à obtenir ce résultat nous vint des Anglais.

D. Sur quoi est basé cet appareil ?

R. Cet appareil est basé sur la propriété dont jouit le gaz hydrogène de se combiner avec l'arsenic pour former le gaz hydrogène arsénié que l'on décompose ensuite par l'action de la chaleur, afin d'obtenir l'arsenic métallique ou l'acide arsénieux.

D. Comment développe-t-on l'hydrogène ?

R. A l'aide du zinc et de l'acide sulfurique affaibli on développe le gaz hydrogène, lequel, après s'être uni à l'arsenic, est brûlé et laisse volatiliser le métal sur une assiette de porcelaine placée au-dessus de la flamme.

D. En quoi consiste cet appareil ?

R. Cet appareil consiste en un tube de verre ouvert aux deux extrémités, d'environ 21 millimètres de diamètre et courbé en forme de syphon ou tuyau recourbé. Sa branche la plus courte a environ 135 millimètres et la plus longue 216 millimètres de longueur. Un robinet qui se termine en un tube à petite ouverture est passé à travers un bouchon et assujéti avec lui dans la branche la plus courte du tube. Ce tube est lui-même assujéti dans un bloc de bois creusé exprès pour le recevoir.

D. Quelle est la manière de se servir de cet appareil ?

R. Lorsqu'on veut s'en servir, on introduit dans la branche la plus courte du tube une plaque de zinc *pur*, longue d'environ 42 millim., de la largeur de 14 millim., et doublement recourbée. Le robinet est alors placé sur cette branche, assujéti, et sa clé tournée de manière à ce qu'il soit ouvert. Après avoir mêlé le liquide que l'on soupçonne contenir le poison avec de l'acide sulfurique étendu d'eau, on le verse dans la plus grande branche du tube jusqu'à ce qu'il soit arrivé environ à 7 millimètres du bouchon.

D. Qu'observe-t-on alors ?

R. On ne tarde pas à voir s'élever de la surface du zinc des bulles, des globules de gaz qui sont formés d'hydrogène pur si le liquide ne contenait pas d'arsenic, tandis que dans le cas contraire, le gaz est formé d'hydrogène arséniqué.

D. Cet appareil est-il aujourd'hui ce qu'il était à son origine ?

R. Cet appareil, comme on l'avait prévu, a éprouvé depuis sa naissance des changements plus ou moins importants ; il est encore si susceptible, si difficile à manier, qu'il serait imprudent de compter sur lui. Ainsi, que la flamme soit trop forte; que le tube n'ait pas une ouverture bien régulière; que l'assiette de porcelaine ait été appliquée plus près de la flamme d'oxydation que de réduction, et je défie le physicien le plus adroit, le chimiste le mieux exercé, d'obtenir des taches apparentes. Ce qui prouve évidemment que cet appareil présente toujours de graves inconvénients, c'est qu'il n'est pas de semaine qu'on ne lui fasse subir des modifications.

D. Quelles sont les modifications que cet appareil a éprouvées jusqu'ici ?

R. Depuis celle que *Chevalier* lui a apportée, MM. Liebig, Berzélius et Orfila se sont sérieusement occupés de rendre cet instrument moins trompeur et même moins dangereux, car l'air du tube, composant avec l'hydrogène un mélange détonnant, met l'analyste entre deux écueils, celui de rompre les vases s'il enflamme le gaz trop tôt, ou de laisser perdre une partie de la matière s'il tarde trop. Ensuite la réaction donne lieu à la formation d'une mousse abondante qui gène toujours l'opérateur. Enfin il n'est pas permis de supposer que la chaleur développée par la combustion de l'hydrogène ne sublime pas une portion notable d'arsenic dont on veut conserver jusqu'à un atôme.

D. Comment n'a-t-on pas cherché à prévenir ces inconvénients ?

R. Tout récemment, MM. Liebig et Lassaigne ont pourvu à deux de ces difficultés ; plus récemment encore, M. Figuier s'est plus spécialement attaché à éviter la production de mousse que l'on tient tant à ne pas rencontrer, et au moment où nous écrivons, deux chimistes courent après le moyen de carbonner les matières animales de manière à pouvoir isoler complètement les taches vraiment arsénicales et de les distinguer de celles qui en présentent à un si haut degré les apparences.

D. Croyez-vous que ces chimistes arrivent à ce résultat?

R. Je l'ignore; mais ces messieurs atteindraient le but qu'ils se sont proposé (M. Orfila s'en est déjà occupé en employant le nitrate de potasse), que tout ne serait pas fait. Il faudrait encore séparer, extraire l'arsenic de ces taches pour le faire passer sous les yeux du jury *qui doit vouloir de l'arsenic en substance et en assez grande quantité pour prononcer*. On est d'autant plus fondé à exiger la présence réelle de ce poison, qu'il s'agit souvent d'une condamnation capitale.

D. D'après ces diverses considérations, il serait dangereux de se prononcer en faveur de cet appareil?

R. Quant à moi, je ne puis me déclarer pour cet instrument. Avec lui, la justice doit craindre, depuis une condamnation récente, d'accorder trop de confiance à ses décisions qui peuvent se convertir en arrêts de mort pour des personnes capables de contribuer à la gloire de la société. Je le déclare hautement, avec le système des taches arsénicales, on ne peut rien prouver; je me trompe, avec ce système dangereux, on peut encore atteindre un coupable sur dix condamnés. Maintenant, que les jurés aient le courage d'envoyer un individu aux bagnes ou à l'échafaud sur les renseignements de cet appareil, de ce brûlot d'un nouveau genre dont les hommes consciencieux ont peur, que les chimistes les plus ingénieux n'osent pas toucher, et qui complète si dignement l'*art scénique des John Bull et des Palmerston!* Encore une fois, je ne saurais condamner un accusé sur les seules données de cet appareil: je dis condamner, parce que déclarer comme juré qu'un homme est coupable d'un crime, c'est préluder à sa condamnation.

D. Qu'exigez-vous donc pour être assuré d'un empoisonnement par l'arsenic?

R. Je veux qu'on m'apporte cette substance avec tous les caractères qui la distinguent, et qui sont autant de preuves convaincantes. Est-on appelé à prononcer sur un meurtre commis avec une épée ou un sabre, ou une massue, on exige que l'instrument homicide soit exposé aux regards des jurés, et si on ne le peut, le jury demande a la science si l'instrument était perforant, tranchant ou contondant; eh bien! il faut aussi que l'on puisse reconnaître l'arsenic à toutes ses propriétés et sans en excepter une seule (*).

(*) Maintenant, que les hommes de bonne foi voient le nombre de victimes qu'on est exposé à faire avec l'appareil en question, et qu'ils prononcent; mais qu'ils n'oublient pas que si, par la prévention, il entre souvent des innocents en prison, ils en sortent presque tous coupables alors que l'appareil de marsh a été employé à constater le crime dont ces malheureux n'étaient réellement que soupçonnés..... Laissons donc là les *ultrà-philanthropes d'outre-Manche avec leurs procédés et leurs taches*, et rapportons-nous en à la toxicologie française: celle-là du moins ne nous trompera pas

VIIe SECTION.

Du Traitement de l'Empoisonnement.

D. Le traitement de l'empoisonnement diffère-t-il de celui des irritations ou des maladies opposées?

R. En général, la médication de l'empoison-

sciemment. Toutefois, il faut le dire en passant, nous avons malheureusement dans notre noble patrie des savants qui mettent beaucoup trop d'empressement à accueillir, à préconiser les découvertes qui nous viennent d'au-delà du détroit, avant que l'expérience et le temps aient sanctionné l'utilité, la supériorité de ces découvertes. Que l'on voie l'Allemagne, la mère du savoir et de la méditation. N'attend-elle pas avec patience le jour où, sans danger pour les accusés, elle pourra se servir de l'appareil si inconsidérément vanté par nos incurables anglomanes?

Encore un mot à ceux qui admirent cet instrument. Nous dirons : Supposez qu'un membre de votre famille, un domestique ou tout autre individu, succombe subitement (et en votre seule présence) à une maladie spontanée; que des méchants vous accusent d'être l'auteur de cette mort inattendue, vous qui n'eûtes jamais des reproches graves à vous adresser.... La rumeur publique éveille la justice; celle-ci accourt et se livre à plusieurs investigations sans résultat contre vous. Cependant elle persiste et croit à un empoisonnement par l'arsenic. Elle ordonne de nouvelles recherches qui ne sont pas plus concluantes. N'importe; la justice veut qu'on ait recours à l'*infaillible* appareil, et cet instrument découvre, quoi?... ce qu'aucun autre procédé, ce que des experts d'un mérite incontesté n'ont pu obtenir..., des taches dans lesquelles gît, dit-on, un demi-milligramme d'arsenic (et Dieu sait si, en raisonnant par pondération, on peut, en matière d'empoisonnement, arriver à des résultats certains), parce que ces taches sont *ardoisées*, *irisées*, *couleur de chocolat foncé*, comme si d'autres corps métalliques ne pouvaient pas fournir des taches également *miroitantes*, *brunâtres*, *etc.* ! Et c'est sur des assertions si douteuses que nement ne diffère de celle des maladies ordinaires que par la détermination et l'emploi des

vous êtes mis en arrestation, conduit, traîné dans l'asile des criminels les plus hideux et les plus vils ; et vous y dévorez vos ressources pécuniaires ; et vous y perdez votre santé, votre réputation, votre honneur ; et vous passez (grace à l'appareil de Marsh) de la cellule impure dans les mains encore sanglantes du bourreau, à moins que l'on ne vous accorde des circonstances décorées du nom d'atténuantes, et qui ne vous laissent qu'une vie mille fois plus odieuse que la mort quand l'existence n'a été souillée d'aucun excès!.... Qu'il nous soit permis, en terminant ce succinct, mais si sombre tableau, de livrer à la méditation de MM. les présidents de cours d'assises les quelques réflexions que nous avons puisées dans certains débats judiciaires : nous voulons parler des témoins et des experts en présence de l'accusation et de la défense. Pourquoi ces deux torrents, calmes et doux tant que rien ne trouble et n'arrête leur cours, deviennent-ils tout à-coup fougueux et dévastateurs s'ils rencontrent des obstacles?.. Nous le demandons aux hommes qui ne se passionnent que pour la justice et la raison : quelle est la réputation assez solidement établie pour résister aux attaques multiples et violentes d'un accusateur qui veut une tête, ou d'un défenseur de *partie civile surtout?*... Suivant l'intérêt ou le tempérament de chacune de ces deux puissances qui dominent le jury, qui l'étreignent comme dans un étau, un expert, quelque éclairé qu'il soit, est bientôt un *crétin médico-légal ;* un expert médiocre devient à l'instant un Orfila au moins.... Que le pouvoir discrétionnaire, dont quelques présidents usent avec trop de discrétion (pour parler le langage de M. Dupin) s'empresse de mettre un frein à un scandale qui ne tarderait pas à faire dégénérer le sanctuaire de la justice en un pugilat nuisible aux intérêts des uns et à la dignité des autres ! On peut, sans doute, se permettre quelques plaisanteries de bon goût ; se servir même d'expressions plus ou moins gaies ; un avocat peut accuser des médecins de *jouer la comédie*, et *vice versâ ;* mais on doit s'abstenir de toute expression offensante.

Nous avons fait partie de plusieurs cours d'assises, soit comme témoin, soit comme expert, et nous pouvons assurer

moyens capables d'arrêter ou de neutraliser dans leur action les substances qui l'ont produit.

n'avoir entendu qu'un seul défenseur rendre justice à un expert, quoique celui-ci fût contraire à l'accusé. Il est vrai que cet expert est très-haut placé dans le monde savant ; il a cependant reçu quelques atteintes pour avoir déclaré avec sa franchise ordinaire *qu'il existait de l'arsenic dans le corps d'un individu, dont de très-petites parcelles organiques avaient été soumises à ses expérimentations*. Eh bien! devait-il ou ne devait-il pas dire ce qu'il avait vu, ou du moins rendre compte des impressions qu'il avait reçues, des sensations qu'il avait éprouvées?... Sur la déclaration loyale de cet expérimentateur célèbre, un verdict de culpabilité, il est vrai, fut rendu et l'accusé condamné ; mais il fallait, défenseur trop confiant, demander à l'expert si le défunt avait succombé à l'action arsénieuse, s'il pouvait affirmer qu'il en fût ainsi ; il fallait.....! Vous ignorez, nous ignorons tous ce que l'expert aurait répondu. Toujours est-il que si sa réponse eût été négative, nous ne pouvons savoir quel eût été le verdict du jury. Nous ne pouvons le savoir, parce que ni les symptômes, ni les lésions de tissus, ni les réactifs ordinaires (maniés cependant par des chimistes habiles), n'avaient pu démontrer *jusqu'à l'évidence* la présence du toxique dans les organes. Dans les boissons, oui ; mais les boissons n'avaient-elles pas pu subir des falsifications dans les séjours qu'elles avaient faits, pendant les trajets qu'elles avaient parcourus?... Le jour viendra aussi où MM. les avocats appelés à plaider dans les affaires criminelles sentiront l'importance de ne pas descendre *seuls* dans l'arène toxicologique. Oui, le barreau en général, et, il faut le dire, celui de Tulle en particulier, compte des avocats dont les lumières égalent le noble et courageux élan ; mais que ces messieurs sachent que ce n'est pas en passant une nuit (la veille des débats) sur un ouvrage de médecine, fût-il *ex-professo*, qu'on peut préparer les armes propres à combattre des hommes qui ont blanchi dans l'étude des sciences physiques et qui ont résolu de rester impartiaux entre l'individu accusé et la société qui l'accuse ; et ici nous dirons encore qu'il est fâcheux que l'organe de la vindicte publique se laisse parfois emporter au point de compromettre l'intérêt même de

D. Quels sont les agents que l'expérience autorise à considérer comme de véritables antidotes?

R. On en trouve dans les évacuants, les antiphlogistiques, les calmants, les excitants, et dans les neutralisants.

D. Quels sont les effets des évacuants dans l'empoisonnement?

R. Par les évacuants, on prévient les résultats de l'action locale et ceux de l'absorption.

D. Pour administrer les vomitifs, n'y a-t-il pas des précautions à prendre?

R. Il faut examiner s'il n'y a pas entr'eux et le poison action chimique, puisque cette action peut empêcher l'effet qu'on désire et rendre la substance vomitive au moins inutile. Alors on se borne à l'emploi de l'eau tiède aidée de la titillation de la luette, ou de la pompe à estomac, par

cette société qu'il veut défendre contre le crime. Nos mœurs, nos usages, nos lois, protégent les prévenus jusqu'au moment où ils sont condamnés. Condamnés, on doit encore du respect à leur malheur. Le ministère public ne devrait donc accabler un accusé que par les preuves; ne le frapper qu'avec les traits d'une saine logique; l'injurier, jamais. Pourquoi nos accusateurs publics ne sont-ils pas tous comme le chef de parquet de la ville que nous venons de nommer, qui, quoique jeune encore, n'en a pas moins l'aplomb d'un vieux magistrat? Avec quels ménagements il s'adresse aux accusés! mais aussi de quelle éloquente parole il appuie sa conviction *lorsqu'elle est formée!* Ce procureur du roi, dont nous taisons le nom à cause de son excessive modestie, imite parfaitement ce digne conseiller qui présida les assises de la Corrèze en septembre 1840, et qui s'y fit remarquer, comme toujours, par autant d'urbanité envers les prévenus que de lucidité et d'énergie dans la direction des débats et dans la police si difficile de cette mémorable session.

laquelle on soutire très-bien de ce viscère le poison qui y est contenu.

D. Qu'obtient-on par les anti-phlogistiques et les calmants?

R. Les noms de ces agents viennent des effets que produit leur action : les uns diminuent la phlogose, l'inflammation; les autres apaisent la douleur.

D. Et par les excitants, qu'obtient-on ?

R. Le nom seul indique également dans quel but on emploie ces agents ; ils augmentent d'une manière plus ou moins durable la vitalité des tissus qu'ils touchent.

D. Qu'entendez-vous par neutralisants?

R. Les neutralisants sont des moyens capables d'arrêter l'action des substances à redouter et même de rendre nuls les effets de cette action.

D. Si l'on administre d'abord les neutralisants, est-on dispensé de recourir aux évacuants?

R. Non; car il faut employer les évacuants non seulement pour empêcher les effets du contact de la substance vénéneuse, mais aussi pour prévenir ceux de la substance neutralisante.

D. Si, au contraire, on débute par les évacuants, doit-on recourir ensuite aux neutralisants ?

R. Oui; car on ne peut être assuré que toute la substance vénéneuse ait été évacuée.

D. Ne faut-il pas autre chose?

R. On peut aussi gorger l'individu du liquide (tiède) qui contient en suspension ou en dissolution la substance neutralisante, puis provoquer le vomissement et recommencer la même opération un nombre de fois convenable.

D. La crainte de dissoudre de nouveau les précipités par un excès de liquide neutralisant doitelle arrêter quelquefois?

R. Jamais.

D. Pourquoi?

R. On peut en déduire l'utilité ou l'inutilité des neutralisants, leur emploi par la bouche ou en lavements, celui des vomitifs et des purgatifs, etc.

D. Les circonstances du lieu d'application et de l'absorption sont-elles ici des considérations importantes?

R. Aussi importantes que lorsqu'il s'agissait de la production ou du développement des symptômes.

D. Les poisons minéraux sont-ils encore les seuls contre lesquels on possède de véritables antidotes?

R. Les sucs de beaucoup de poisons végétaux peuvent être neutralisés aujourd'hui avec le même succès que les dissolutions des poisons minéraux. C'est encore M. Orfila qui a trouvé le moyen de constater la présence de la morphine dans une dissolution contenant à peine la centième partie d'un grain de cette substance qui a les propriétés de l opium.

D. Le poison est irritant et minéral; il a été introduit dans le canal digestif; l'absorption n'a pas eu lieu; que faut-il faire?

R. Neutraliser, expulser le poison par l'emploi des émétiques ou des purgatifs et des moyens particuliers variables, suivant la nature du *toxique ;* calmer l'irritation produite par ce poison, au moyen des saignées, des boissons, des bains, etc.

D. Les symptômes d'irritation, tels que la tension, la sensibilité et les douleurs de ventre, etc., ne s'opposent-ils pas à l'emploi des évacuants et des neutralisants?

R. Non. Les effets des évacuants et des neutralisants sont moins redoutables que le contact ou l'absorption du poison.

D. Quelle est la conduite à tenir dans le cas d'empoisonnement par l'acide nitrique?

R. Si ce *toxique* a été pris en grande quantité et depuis fort peu de temps, et qu'on ait lieu de présumer qu'une portion reste libre dans l'estomac, on administre sur-le-champ la magnésie calcinée, à la dose de 4 à 12 grammes, suspendue dans un ou deux verres d'eau tiède; en même temps on inonde l'estomac de boissons douces, de manière à forcer ce viscère d'évacuer le poison délayé dans les liquides ingérés : 30 grammes ou environ de magnésie suffisent ordinairement.

D. Et à défaut de magnésie, que fait-on prendre au malade?

R. Une solution légère de savon dans l'eau. Le savon médicinal convient mieux : il est plus soluble, etc.

D. Si l'irritation locale était trop vive pour permettre d'avaler, quel parti prendrait-on?

R. On appliquerait des sangsues au cou.

D. S'il existait un trop grand resserrement de la gorge?

R. C'est ici le cas d'avoir recours à la sonde dont nous avons déjà parlé.

D. De quoi est composée cette sonde?

R. Cette sonde est de gomme élastique et munie d'une seringue.

D. Comment se sert-on de cet instrument?

R. On l'introduit par la bouche ou par les narines; on lui adapte la seringue pleine de liquide; on injecte doucement celui-ci, et l'aspirant en faisant le vide, on le retire chargé d'une portion de la substance vénéneuse. On débarrasse complètement l'estomac de cette matière en répétant souvent l'opération. On pourrait aussi se servir de cet instrument pour introduire dans l'estomac les évacuants ou les agents propres à neutraliser le poison.

D. Si l'acide a été pris en très-petite quantité et depuis un certain temps, qu'est-il arrivé?

R. Il s'est combiné en totalité avec les parties qui en ont éprouvé le contact.

D. Que fait-on dans ce cas?

R. On abandonne alors la méthode neutralisante pour se borner à l'emploi des saignées, etc.

D. Si le poison avait été pris depuis un certain temps, mais en quantité un peu considérable et sans évacuations d'aucune nature, quelle serait la conduite à tenir?

R. Il faudrait autant que possible combiner l'emploi des contre-poisons et des anti-phlogistiques.

D. Quelle est la manière d'opérer dans le cas d'empoisonnement par l'acide arsénieux?

R. S'il vient d'être introduit, il faut provoquer le vomissement en faisant prendre une grande quantité d'eau tiède, de lait, d'eau sucrée ou miellée, etc., et en titillant la luette.

D. Et si l'acide arsénieux est pris depuis quelque temps ?

R. Il faut administrer jusqu'à cessation des accidents, par petits verres, de quart d'heure en quart d'heure, et donner, même en lavement, l'eau de chaux, ou mieux une infusion de quinquina rouge et de noix de Galles, à parties égales, coupée avec l'eau de gomme, l'eau sucrée ou un liquide analogue.

D. L'eau de chaux ou l'infusion de quinquina et de noix de Galles serait-elle utile, même dans le cas où, comme c'est l'ordinaire, l'acide arsénieux aurait été pris à l'état solide ?

R. Oui, puisque ce toxique n'agit qu'après sa dissolution.

D. N'a-t-on pas imaginé depuis quelque temps une préparation ferrugineuse que l'on considère comme l'antidote par excellence dans le cas d'empoisonnement par l'acide arsénieux ?

R. Quelques médecins ont proposé le *tritoxyde de fer hydraté* comme moyen infaillible pour neutraliser l'acide arsénieux dans l'estomac.

D. Qu'entendez-vous par *tritoxyde de fer hydraté ?*

R. On entend par ce mot une préparation d'oxyde de fer à triple dose d'oxyde.

D. Il existe donc différentes préparations d'oxyde de fer ?

R. Sans doute.

D. Quelles sont ces différentes préparations ?

R. 1° Le *protoxyde de fer humide*, obtenu en

précipitant du proto-sulfate de fer par l'ammoniaque et lavant exactement le précipité sans le priver absolument du contact de l'air; 2° l'*oxyde de fer noir humide*, obtenu en faisant passer du chlore à froid dans une solution de proto-sulfate de fer; 3° le *péroxyde de fer humide*, obtenu en faisant passer le sulfate de fer au maximum d'oxydation par le moyen de l'acide nitrique; 4° le *péroxyde de fer hydraté*, nommé communément *sous-carbonate de fer* : on l'obtient en précipitant du proto-sulfate de fer par du carbonate de potasse, et soumettant le précipité à des lavages réitérés; par l'action de l'air, et surtout pendant la dessication du précipité à l'air libre, il s'oxyde complètement, perd son acide carbonique, et se trouve réduit à l'état de péroxyde hydraté. Voilà la division telle qu'elle a été établie par le médecin qui a proposé ces préparations comme antidotes de l'acide arsénieux.

D. En introduisant du péroxyde de fer dans un estomac qui contient de l'acide arsénieux, vous faites donc tout bonnement de l'arsénite de fer?

R. Justement.

D. Cet arsénite n'est-il pas un composé qui a fait succomber les animaux auxquels on l'a administré?

R. Cela est vrai.

D. Le péroxyde de fer est donc une préparation dangereuse?

R. C'est notre opinion. Avec le péroxyde de fer on laisse dans l'estomac un poison moins actif, il est vrai, que l'arsenic; mais l'arsénite ferrique n'en est pas moins capable de donner la mort.

D. Auquel des deux moyens (tant débattus aujourd'hui) accordez-vous la préférence : je veux parler des excitants et de la saignée, dans le traitement de l'empoisonnement par l'acide arsénieux ?

R. A la saignée.

D. Pourquoi ?

R. Parce que la saignée diminue l'irritation et que les excitants tendent à l'augmenter. Ensuite si l'agent vénéneux a été absorbé, l'émission sanguine tend à l'éliminer.

D. N'existe-t-il pas un cas où la saignée serait contraire ?

R. Lorsque le poison est encore contenu dans l'estomac, la saignée ne pourrait qu'en favoriser l'absorption.

D. A quelle époque donc les excitants peuvent-ils convenir ?

R. Après que le poison a été expulsé et que les saignées ont calmé l'irritation produite dans le tube gastro-intestinal.

D. Quels sont les moyens à employer dans le cas d'empoisonnement par le vert-de-gris ?

R. Le gluten pulvérulent délayé dans l'eau, le blanc d'œuf dissous dans l'eau, et l'infusion de noix de Galles, sont les contre-poisons des sels à base de cuivre. Si ces moyens ne réussissent pas, on fait vomir ou on a recours à la sonde à estomac.

D. Quelle est la conduite à tenir dans le cas d'empoisonnement par l'acétate de plomb ?

R. On fait avaler beaucoup d'eau au malade. Cette eau doit contenir du sulfate de magnésie ou de la noix de Galles. A défaut de celle-ci, on aurait recours à l'eau albumineuse.

VIIIe ET DERNIÈRE SECTION.

De l'Exhumation et de l'Ouverture juridiques du Cadavre.

D. Qu'entendez-vous par exhumation *juridique*?

R. L'exhumation juridique est une opération par laquelle on extrait un cadavre de la terre pour y découvrir les traces d'un crime.

D. Quelles sont les précautions à prendre dans cette opération?

R. Cette opération doit avoir lieu avec le respect dû aux dépouilles mortelles. Lorsqu'elle est ordonnée par la justice, elle ne doit se faire qu'en présence de l'autorité compétente et des personnes chargées de l'exécution et de la surveillance de l'exhumation.

D. Après avoir pris ces précautions, comment procède-t-on à l'exhumation?

R. On doit s'assurer si la terre qui recouvre le cercueil a été fraîchement remuée, si on n'a pas cherché à pénétrer dans la fosse, à ouvrir la bière, enfin à substituer un autre cadavre à celui dont la justice vient constater l'identité, et que les médecins ont mission d'extraire en tout ou en partie pour se livrer à de nouvelles recherches chimiques.

D. Ensuite, que fait-on?

R. On enlève la terre, et, après l'avoir enlevée, on en recueille certaine quantité qu'on a soin de prendre à la tête, aux pieds, sur les côtés, dessus et dessous le cercueil.

D. Pourquoi recueillir ainsi ces parties de terre?

R. Pour s'assurer si elle ne contient pas d'arsenic.

D. On peut donc trouver de l'arsenic dans le terrain des cimetières?

R. M. Orfila a clairement démontré cette existence dans le terrain des cimetières, et l'un de nos confrères de Brive (Corrèze) a découvert de l'arsenic dans la terre d'un ancien cimetière de cette ville, qu'on a remuée il y a peu de temps pour le placement des tuyaux des fontaines qu'on se propose d'y établir.

D. D'où provient l'arsenic que l'on rencontre dans ces terrains?

R. Il peut y être à l'état natif ou provenir des cadavres qui y ont été ensevelis.

D. Le terrain des cimetières qui contient de l'arsenic peut-il en céder au cadavre et induire ainsi en erreur les experts et la justice?

R. Cette transmission est très-facile, surtout si le cercueil présente une ou plusieurs ouvertures. Nous avons vu un exemple de ce fait sur de la terre qui adhérait au cadavre.

D. Quels sont les cas où l'on ne peut pas dire que l'arsenic trouvé dans un cadavre provienne du terrain?

R. Si le cadavre est entier et que, lavé à l'eau froide, il fournisse de l'arsenic.

D. Si la terre ne donne pas à l'analyse le composé arsénical soluble, que peut-on croire?

R. On peut croire que l'empoisonnement n'a pas eu lieu, et qu'alors l'arsenic provient des corps renfermés dans le sol. (M. Orfila.)

D. Est-il démontré que les composés arsénicaux

solubles ne puissent pas se transformer en composés insolubles?

R. Non.

D. Que faire dans le doute?

R. Dans le doute, il faut analyser des portions de terre plus ou moins éloignées, et s'il ne s'y trouve que peu ou point d'arsenic, on peut élever de très-légères conjectures sur la possibilité de l'empoisonnement. (M. Orfila.)

D. A mesure qu'on approche du cadavre, que doit-on faire?

R. On doit s'attacher à observer les gaz *méphitiques*.

D. Comment s'y prend-on pour neutraliser l'action de ces gaz nuisibles?

R. On a recours à des *aspersions* d'eau chlorurée. On enlève ensuite le cercueil avec tous les ménagements possibles, et on le dépose dans un lieu convenable. *Rien de ce qui a appartenu au cadavre, fût-il dans un état de putréfaction complet, ne doit être délaissé, surtout lorsqu'il s'agit d'empoisonnement. Le cercueil doit être exploré avec une attention minutieuse, et s'il présente une ouverture qui ait pu donner passage à l'eau ou à la terre que contenait la fosse, ces circonstances doivent être soigneusement mentionnées au procès-verbal d'exhumation.*

D. Que fait-on après?

R. On enlève le suaire et les autres linges pour les conserver précieusement, surtout s'ils sont largement imbibés de sang et d'urine, etc.

D. Dans quel but?

R. Pour sentir l'importance de ces pièces, il suffit de savoir que dans des conditions semblables, la chimie est arrivée à reconnaître et à démontrer la présence de l'arsenic dans les liquides animaux dont sont, en général, plus ou moins imprégnés les draps mortuaires.

D. Lors de l'exhumation de Lafarge, le médecin commis par sa veuve eut donc raison d'insister sur la conservation de quelques parties du linceuil qui avait entouré et *touché* le défunt?

R. M. Orfila analysa ces parcelles du suaire avec beaucoup de soin, ce qui prouve qu'il y tenait beaucoup.

D. Les médecins chargés de l'exhumation de Lafarge avaient donc tort de considérer l'enlèvement et la conservation du suaire comme inutiles?

R. Le docteur Lespinas, *homme franc, d'esprit positif et peu enclin aux hypothèses*, a depuis solennellement reconnu son erreur. En effet, si dans le cas d'empoisonnement par absorption on parvient à découvrir le *toxique* dans le sang, l'urine, etc., pourquoi ne pas s'emparer et soumettre à un examen attentif un objet qui enveloppant le corps, surtout après une *autopsie*, a dû pomper et doit avoir retenu une grande partie de ces liquides?

D. Est-il nécessaire d'enlever le corps entier?

R. C'est même indispensable.

D. Pourquoi?

R. Parce qu'il faut toujours, dans le cas d'absorption de l'agent délétère, pouvoir agir sur la plus grande quantité possible de matières organiques.

D. Pourquoi n'a-t-on pas pris au Glandier tous les restes de Lafarge ?

R. Ce n'était pas aux *mandataires* de la veuve à rappeler aux médecins *exhumateurs* les obligations qu'ils avaient à remplir.

D. Que reste-t-il à faire après l'exhumation ?

R. Il faut placer les matières extraites du cercueil dans des vases convenables, et les livrer à l'autorité qui les scelle et en devient responsable. Les médecins doivent aussi faire disparaître les restes des travaux auxquels ils se sont livrés, remplir les excavations, y faire fouler la terre qui a été remuée, renfermer la fosse et nettoyer tout ce qui a servi, au moyen des chlorures d'oxydes.

D. L'exhumation étant terminée, on doit procéder à l'*autopsie cadavérique* ou y revenir dans le cas où cette opération avait précédé l'exhumation. Eh bien ! qu'entendez-vous par *autopsie cadavérique ?*

R. L'autopsie est une opération par laquelle on ouvre un individu afin de rechercher les causes, soit morbides, soit violentes de sa mort, le siége de la maladie à laquelle il a succombé et les ravages qu'elle a produits.

D. Cette expression (autopsie) est-elle bien correcte ?

R. Non. Celle de *nécropsie* serait préférable. Le mot *nécropsie* exprime mieux l'action de celui qui fouille la mort, et c'est le but de tous ceux qui font une opération de cette nature.

D. De quelle manière procède-t-on à la nécropsie?

R. Pour pratiquer convenablement cette opération, il convient de suivre l'ordre anatomique et naturel.

D. Eh bien ! quel est cet ordre ?

R. Il consiste à commencer par l'examen de la tête, de la bouche, du larynx et de la trachée-artère.

D. Comment procède-t-on à l'ouverture de la tête ?

R. Il faut pour cela enlever circulairement la peau du crâne jusqu'au niveau d'une ligne qui irait de la bosse nasale à la protubérance occipitale externe ; appliquer quatre couronnes du trépan au niveau de cette ligne, deux en avant, deux en arrière sur les articulations du pariétal avec le coronal et l'occipital ; scier le crâne dans les intervalles des ouvertures faites avec le trépan, et enlever ainsi la calotte.

D. Comment se fait l'examen de la bouche, du larynx et de la trachée-artère ?

R. Il faut assujétir la tête de manière que la partie antérieure fasse saillie ; pratiquer sur la ligne *médiane* une incision longitudinale qui divise l'épaisseur de la lèvre inférieure et s'étende jusqu'au sommet du *sternum ;* faire ensuite une autre incision qui suive le contour de la base de la mâchoire ; enlever la peau et le muscle *peaucier* jusqu'aux parties latérales du cou ; scier la mâchoire inférieure ; couper toutes les parties adjacentes pour parvenir à l'ouverture du gosier, et de chaque côté les piliers jusqu'à l'œsophage pour examiner le canal aérien, séparer le corps *thyroïde,* nettoyer avec une éponge le sang qui serait épanché sur la trachée-artère jusqu'à la partie supérieure de la poitrine.

D. Comment s'opère l'ouverture de la poitrine?

R. On divise les parties molles; on coupe de chaque côté, par un trait de scie, la clavicule et la première côte à quelque distance de l'articulation de ces deux os avec le *sternum;* on continue de chaque côté l'incision des parties molles, suivant une direction oblique jusqu'à l'extrémité de la quatrième fausse-côte; on écarte convenablement les mêmes parties; on scie toutes les côtes successivement; on soulève le *sternum* et on le renverse sur le ventre : les bronches, l'œsophage, etc., peuvent être alors examinés.

D. Comment procède-t-on à l'examen de l'abdomen ?

R. On prolonge de chaque côté l'incision qui avait été terminée près de l'extrémité de la quatrième fausse-côte, dans une direction encore oblique, jusqu'à la crête de l'os des hanches; on la continue en la contournant jusqu'aux aînes; on soulève fortement le segment sternal de la poitrine; on coupe les portions du muscle diaphragme d'avant en arrière jusqu'à l'œsophage ; on relève le bord costal du foie; on soulève, on incise la portion d'*épiploon* qui tient à l'estomac et à l'intestin *colon* et le renverse du côté de la poitrine, etc. Tous les viscères de l'abdomen ayant été examinés attentivement, on détache le tube digestif après avoir appliqué des ligatures bien serrées sur l'œsophage, le dernier intestin et les vaisseaux qui se trouvent à la face intestinale du foie; — on ouvre le tube dans toute sa longueur, on reçoit dans des vases propres les liquides et les solides qu'il renferme, et on en lave parfaitement tout l'intérieur avec de l'eau distillée *que l'on conserve également ;* — on note les lésions qu'il offre dans toute son étendue ; on détache toutes les portions enflammées, escarrifiées, gangrenées, ainsi que les parties voisines des perforations, s'il en existe, et l'on garde le tout dans l'alcool pur pour l'instant où l'on doit procéder à l'analyse.

D. L'opération terminée, que fait-on ?

R. On remet *dans leur situation naturelle toutes les parties du cadavre, on fait coudre à grands points les incisions*, on lave le corps, on l'essuie et on l'enveloppe d'un grand drap sur lequel *la justice doit apposer son sceau.*

D. Les opérations doivent donc être faites en présence d'un commissaire judiciaire ?

R. Sans doute, et quand on est obligé de suspendre ces opérations, le commissaire doit mettre un scellé sur les pièces d'examen.

D. Il faudrait donc blâmer le médecin qui se permettrait de pratiquer *seul* une nécropsie ?

R. *Dans aucun cas* un médecin ne doit ouvrir un cadavre sans appeler un ou plusieurs de ses confrères : celui qui n'agirait pas ainsi ne serait pas sûr de lui, craindrait les remontrances, ou aurait quelque chose à dérober aux yeux de ses confrères ou de l'autorité.

D. Si on est obligé de procéder au bout de plusieurs mois à l'exhumation et à l'examen juridiques d'un cadavre, comment doit-on se conduire ?

R. Comme nous l'avons déjà dit plus haut en

parlant de la première opération, c'est-à-dire employer le chlorure de chaux.

D. Comment emploie-t-on ce moyen de désinfecter les parties animales ou végétales en putréfaction?

R. On se procure un baquet; on y met une voie d'eau; on verse dans celle-ci un demi kilogramme de chlorure de chaux (2 onces de chlorure sur 2 ou 3 litres d'eau), et l'on remue bien le mélange; — on déploie un drap; deux personnes le trempent dans le baquet en le tenant par les bouts, de manière à pouvoir le retirer avec facilité et surtout avec promptitude. — Le cadavre étant alors mis à découvert, on en rapproche le baquet, et les deux personnes qui tiennent le drap le retirent tout imbibé de la solution aqueuse, l'étendent aussitôt sur le corps en puputréfaction; bientôt après, l'odeur qu'exhalait celui-ci n'existe plus. En arrosant souvent avec l'eau du baquet le drap qui couvre le cadavre, on empêche l'odeur de se reproduire.

CONCLUSIONS.

Parmi les conséquences à déduire des faits contenus dans cet Essai, il en est une qui domine toutes les autres. L'appareil de Marsh, si incomplet en 1840, n'était à cette époque qu'un instrument dangereux. Par son moyen on ne pouvait ni isoler l'arsenic, ni le produire à l'état de métal. Enfin la justice ne pouvait en accueillir les données qu'avec une extrême défiance. Ce qui n'était alors qu'un doute grave à nos yeux, ne sommes-nous pas en droit de le donner pour une assertion fondée, aujourd'hui que nous avons pour appuyer notre opinion le changement important que M. Orfila lui-même a fait à l'appareil anglais, et l'important suffrage des académies des sciences et de médecine ?

Lisez les rapports mémorables qui viennent d'être lus à ces deux corps savants, rapports où l'on examine avec soin quel degré de confiance mérite cet appareil, et vous verrez ce qu'il est juste de penser de ce *quasi atôme* d'arsenic qu'on trouve dans les matières organiques qu'on soumit à l'analyse, à Tulle, en septembre 1840. Est-ce sur un fait de cette nature que des hommes éclairés et consciencieux se décident à prononcer une condamnation infâmante ?... On répondra, je le sais, qu'en opérant sur le corps entier *on aurait pu* découvrir la substance en plus grande quantité. Je le veux; mais que fait cette objection ? Ne sait-on pas d'ailleurs que les réactifs, quelques-uns du moins, contiennent toujours de l'arsenic, et qu'il n'est pas un chimiste assez audacieux pour affirmer qu'il est parvenu à leur enlever jusqu'à la plus petite trace de ce poison ? C'est pourquoi je déplore que le défenseur de Marie Cappelle, par son trop de sécurité, ait couru le danger d'une peine terrible pour sa cliente, et je vais jusqu'à regarder comme douteux que Marie Cappelle fût aujourd'hui condamnée, si la justice la forçait à comparaître devant le même jury; et cependant l'appareil de Marsh avec toutes ses imperfections a prononcé sur cette jeune tête, et peu s'en est fallu qu'elle ne soit tombée sous la hache du bourreau !

A Dieu ne plaise que je tente d'élever la voix en faveur de cette triste célébrité! On l'accuse de je ne sais combien de crimes : il peut se faire qu'elle les ait commis tous; mais je regrette que dans l'empoisonnement les preuves matérielles laissent tant à désirer; mais je crains que les présomptions morales n'aient exercé trop d'influence sur les esprits, et il faudrait que l'empoisonnement du Glandier (*) brillât à tous les yeux comme l'ignoble vol des diamants.

Pour revenir à Marie Cappelle (cet ange ou ce démon, comme on voudra l'appeler), tout annonce qu'elle reçut de la nature un esprit supérieur, mais avec des penchants malheureux, et que son cœur n'a point su résister à la contagion des mauvais exemples ni des fréquentations dangereuses. L'éducation trouvant ce cœur rebelle à ses efforts ne s'est adressée qu'à son intelligence, et c'était là justement où le besoin de leçons ne se faisait nullement sentir. Malgré cet exemple frappant de l'impuissance de l'éducation, nous ne saurions penser comme les matérialistes qui

(*) On a été jusqu'à dire que ce crime avait été commis avec une persévérante et effrayante lenteur. Ils ne savaient pas, les auteurs de ce paradoxe physiologique, en le mettant au monde, qu'on ne doit plus croire, dans l'état actuel de nos connaissances médicales, qu'il existe des poisons *lents*. *Ou ces poisons ont été donnés à assez fortes doses pour produire immédiatement des symptômes sensibles, ou bien si les doses ont été extrêmement faibles, les forces vitales auront suffi pour en annuler les effets et les expulser du corps par la voie des excrétions.* Telle est l'opinion des autorités les plus puissantes dans la matière; tel est le résultat de nos expériences répétées sur des animaux domestiques.

veulent que l'homme ne résiste pas à sa propre organisation. Cette doctrine serait mortelle pour la société. Eh quoi! il n'y aurait donc ni vertu, ni crime dans un sens absolu? Le mal, le bien, tout cela ne serait que de la physiologie, de la fibrine, et la partie médullaire des nerfs? Fénélon était donc *nécessairement vertueux*, et Mandrin *nécessairement brigand?* Le fils qui nourrit son père et le fils qui assassine le sien ne sont-ils que des machines organisées *qui ont dû faire ce qu'elles ont fait?* Tout homme puni par les lois serait une vraie victime, car il y aurait de l'injustice à le rendre responsable de ses actions, *puisqu'en vertu de son organisation, il a été forcé de les accomplir!* On ne verrait plus dans la conscience qu'un mot vide de sens, attendu que la conscience de l'honnête homme et celle du fripon ne sont que les produits de deux organisations différentes *qui agissent nécessairement!*

On voit qu'à force d'appliquer l'anatomie à la psychologie, nous arriverions à donner de singulières bases à la morale; mais heureusement cette erreur ne jètera jamais de profondes racines. En voilà assez sur cette doctrine que l'instinct moral repousse. Si l'on eût dit à Socrate que la vertu et le crime sont dans le foie, la rate et les autres viscères de l'*abdomen*, il eût été bien étonné d'apprendre qu'entre lui et Anitus il n'y avait qu'une querelle de bas-ventre... Pour terminer ces réflexions *phrénologiques*, vers lesquelles, malgré nous, nous avons été entraîné, nous convenons avec *Gall* que l'homme est poussé plus ou moins violemment à des actes *bons ou mauvais*, suivant que les organes plus ou moins développés sont balancés par des organes contraires ou renforcés par des organes analogues. L'éducation ne crée pas l'action des organes, l'énergie des dispositions, mais elle peut les étendre ou les restreindre; l'éducation physique dirigée sur les sensations placées sous l'influence de la vie organique modifie les penchants de la nature; enfin les habitudes morales tendent à fortifier les dispositions et les organes qui portent l'homme aux actions louables. Quant aux individus chez lesquels prédominent les penchants anti-sociaux, ce sont des fous ou des bêtes féroces qu'il faut éloigner du monde. Dans ce nombre nous ne saurions comprendre Marie Cappelle, et nous aurions voulu que si son procès criminel *ne doit point être révisé*, elle n'eût pas été châtiée comme une pécheresse incorrigible. Suivant nous, le droit de punir n'est légitime qu'autant qu'on se propose à la fois la répression des délits et l'*amélioration* des condamnés. Tout système pénal qui frappe l'homme déchu est empreint d'immoralité et d'injustice.

FIN.

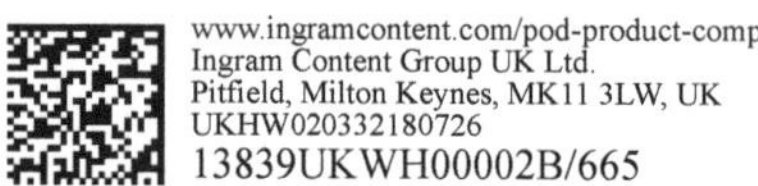

www.ingramcontent.com/pod-product-compliance
Ingram Content Group UK Ltd.
Pitfield, Milton Keynes, MK11 3LW, UK
UKHW020332180726
13839UKWH00002B/665